Suman Lata
Niranjana Prasad Indra B.
Sadhasivam Gokkulakrishnan

Cirurgia ortognática em pacientes sindrómicos

Suman Lata
Niranjana Prasad Indra B.
Sadhasivam Gokkulakrishnan

Cirurgia ortognática em pacientes sindrómicos

Perspectivas multidisciplinares sobre cirurgia ortognática para pacientes sindrómicos

ScienciaScripts

Imprint

Any brand names and product names mentioned in this book are subject to trademark, brand or patent protection and are trademarks or registered trademarks of their respective holders. The use of brand names, product names, common names, trade names, product descriptions etc. even without a particular marking in this work is in no way to be construed to mean that such names may be regarded as unrestricted in respect of trademark and brand protection legislation and could thus be used by anyone.

Cover image: www.ingimage.com

This book is a translation from the original published under ISBN 978-620-8-42887-7.

Publisher:
Sciencia Scripts
is a trademark of
Dodo Books Indian Ocean Ltd. and OmniScriptum S.R.L publishing group

120 High Road, East Finchley, London, N2 9ED, United Kingdom
Str. Armeneasca 28/1, office 1, Chisinau MD-2012, Republic of Moldova, Europe
Managing Directors: Ieva Konstantinova, Victoria Ursu
info@omniscriptum.com

Printed at: see last page
ISBN: 978-620-2-76142-0

<u>RECONHECIMENTO</u>

Antes de mais, tenho de agradecer ao **"Deus-Poder Supremo"** por me ter dado energia, inspiração e coragem para concluir esta árdua tarefa e realizar o meu sonho.

Escrever e publicar este livro tem sido uma jornada de perseverança, inspiração e colaboração. Ao refletir sobre este empreendimento, fico profundamente comovido com a generosidade, o apoio e o encorajamento de tantas pessoas que contribuíram para esta realização. Este livro não teria sido possível sem a orientação inestimável do meu guia, **Dr. Niranjana Prasad Indra B,** (Professor) do Departamento de Cirurgia Oral e Maxilofacial, Instituto de Ciências Dentárias, Bareilly. Os seus conhecimentos, as suas críticas construtivas e a sua confiança nas minhas capacidades levaram-me a ultrapassar os meus limites. Obrigado, senhor, por ter acreditado na minha visão e por me ter guiado através das complexidades deste processo. O vosso profissionalismo e atenção aos detalhes garantiram que este livro é um verdadeiro reflexo da minha visão. Estou profundamente grato pelos vossos contributos.

Estou igualmente grato ao meu co-orientador, **Dr. Bhart Vashishat,** professor catedrático, cuja criatividade e conhecimentos técnicos deram vida a este trabalho de uma forma que eu nunca poderia ter imaginado. O seu olhar atento para os pormenores e as suas reflexões foram fundamentais para aperfeiçoar o meu trabalho.

Estou grato a ambos pela vossa curiosidade, entusiasmo e paixão que dão sentido a este trabalho.

Estou especialmente grato ao **Dr. S. Gokkulakrishnan**, Professor e Chefe do Departamento de Cirurgia Oral e Maxilofacial do Instituto de Ciências Dentárias de Bareilly, ao **Dr. Himanshu Pratap** (Professor) e à **Dra. Archana Chaurasia** (Professora) do Departamento de Cirurgia Oral e Maxilofacial do Instituto de Ciências Dentárias de Bareilly, pois deram o exemplo do valor e dos benefícios de uma abordagem sistémica de qualquer trabalho, o que me ajudou muito a alcançar uma maior excelência académica.

Estou igualmente grato ao **Dr. Jitendra Kumar Diwakar,** Professor Sénior, Departamento de Cirurgia Oral e Maxilofacial, Instituto de Ciências Dentárias, Bareilly, pelo seu apoio constante e valiosa orientação, ajuda atempada, encorajamento e apoio ao longo do meu estudo.

Gostaria de agradecer aos meus superiores hierárquicos, **Dr. Sourav Mukherjee, Dr. Arpit Singhal, Dr. Chayan Bhatt, Dr. Anand Mohan Singh, Dr. Saloni Bansal, Dr. Oruba Anjum, Dr. Deeksha Sharma, Dr. Shruti Tyagi, Dr. Sabnam Ahmed, Dr. Jayant Verma, Dr. Shyam Sundrani e Dr. Deep Chakraborty**, pela sua valiosa orientação e apoio.

Gostaria de agradecer à minha melhor amiga, a **Dra. Divyanshi Soni,** à **Dra. Suchita Roy,** à **Dra. Sneha Raj** e aos meus **colegas de turma, o Dr. Jiyanshu Raj, a Dra. Namrata Singh, o Dr. Sanyam Jain, o Dr. Kamil Khan e o Dr. Khushnud Alam**, que foram os meus animadores ao longo desta jornada. As vossas palavras de encorajamento, sugestões ponderadas e crença inabalável nas minhas capacidades têm sido uma fonte constante de motivação.

Gostaria de expressar a minha intensa gratidão para com o meu pai, **Sr. Ranjeet Prasad**, e a minha mãe, **Sra. Shyam Dulari**, que confiaram cegamente em mim em todas as situações e me encorajaram em todas as etapas da minha vida. Gostaria de expressar os meus agradecimentos especiais ao meu irmão **Saurabh Kumar** e ao **Dr. Gaurav Kumar** e ao meu tio **Dr. Saroj Kumar** e ao **Dr. Rakesh Kumar** por acreditarem em mim e por serem os meus pilares inabaláveis de força. O vosso constante encorajamento, compreensão e amor foram a base deste trabalho.

Ao concluir este reconhecimento, lembro-me de que nenhum trabalho é verdadeiramente solitário. Cada palavra, página e capítulo deste livro traz a marca dos indivíduos e das comunidades que caminharam ao meu lado. Estou profundamente grato a cada um de vós pelas vossas contribuições, grandes ou pequenas, para esta viagem. Este livro é tanto vosso como meu.

Dr. Suman Lata

Índice

<u>INTRODUÇÃO</u>

A cirurgia ortognática consiste no reposicionamento cirúrgico dos segmentos maxilares e/ou dentoalveolares. Esta opção é utilizada para a correção de uma discrepância esquelética grave após o fim do crescimento. A cirurgia ortognática é a arte e a ciência do diagnóstico, do planeamento do tratamento e da execução do tratamento, combinando a ortodontia e a cirurgia oral e maxilofacial para corrigir as deformidades músculo-esqueléticas, dento-ósseas e dos tecidos moles dos maxilares e estruturas associadas. Nas deformidades esqueléticas graves, a ortodontia isolada pode comprometer a estética e a estabilidade e a cirurgia isolada pode comprometer a função e a estabilidade. O objetivo da cirurgia ortognática é conseguir a melhor função, a melhor estética e a melhor estabilidade, melhorando assim a personalidade e o estilo de vida e canalizando a autoestima do paciente[1]. Para o sucesso da cirurgia ortognática, tanto o ortodontista como os cirurgiões orais e maxilofaciais são parceiros iguais. Uma vez que esta modalidade de tratamento se destina à população adulta, o fator tempo é igualmente importante. A ortodontia cirúrgica combinada (cirurgia ortognática) também deve ter como objetivo minimizar o tempo total de tratamento. Tempo para a cirurgia: Nas deformidades dento-faciais esqueléticas, se o paciente estiver a ter problemas psicossociais graves, então apenas a cirurgia pode ser realizada em pacientes em crescimento ativo. Mas, com o aviso de que pode ser necessária uma nova cirurgia mais tarde. Caso contrário, o melhor momento para a cirurgia ortognática é após o término do potencial de crescimento do paciente. A ortodontia cirúrgica combinada exige uma abordagem de equipa interdisciplinar do ortodontista e do cirurgião oral e maxilofacial. A conferência da equipa deve ter uma comunicação adequada para evitar frustrações e resultados decepcionantes.

Diagnóstico e planeamento do tratamento: Quando se faz o diagnóstico e o planeamento do tratamento para um determinado doente, tanto o ortodontista como o cirurgião oral e maxilofacial devem ter igual interesse. Uma boa comunicação e uma interação adequada entre os membros da equipa são absolutamente obrigatórias; idealmente, ambos os membros devem entrevistar o doente em conjunto. As expectativas do doente e a queixa principal devem ser tidas em consideração e, depois de decidido o plano de tratamento detalhado, deve ser realizada uma conferência com ambos os membros da equipa. Todos os pormenores de todo o plano de tratamento e o fator tempo e custo de todo o tratamento devem ser discutidos em pormenor com o doente.

O objetivo do processo de diagnóstico é:

- Elaborar uma lista concisa dos problemas do doente Quadro
- Sintetizar as várias possibilidades de tratamento num plano racional que proporcione o máximo benefício ao doente.

Recolha de dados do doente:

Dados pessoais do paciente - nome, idade, sexo, raça, tipo de corpo, profissão, cabelo, hábitos, forma física, eventuais alergias, doenças sistémicas, problemas de obstrução das vias respiratórias, cirurgias anteriores, etc. Análise estética facial - frontal, perfil Análise cefalométrica lateral - tecidos moles, dentários, esqueléticos Análise oclusal e análise de modelos:

- Forma/comprimento da arcada dentária

- Alinhamento/simetria dentária

- Oclusão dentária

- Relação da massa dentária Plano de tratamento final:

- Ortodontia pré-cirúrgica

- Plano de cirurgia

- Ortodontia pós-cirúrgica

- Manutenção.

Vários procedimentos de osteotomia para a correção de deformidades dento-faciais:

	Mandibular body osteotomies
1.	I. Mandibular body osteotomies -intraoral procedures • Anterior body osteotomy • Posterior body osteotomy • Midsymphysis osteotomy
	II. Segmental subapical mandibular surgeries • Anterior subapical mandibular osteotomy • Posterior subapical mandibular osteotomy • Total subapical mandibular osteotomy
	III. Genioplasties- horizontal osteotomy in the chin region • Augmentation genioplasty • Reduction genioplasty • Straightening genioplasty • Lengthening genioplasty
2.	I. Mandibular ramus osteotomies • Subcondylar ramus osteotomy • Extraoral Subcondylar ramus osteotomy • Intraoral Subcondylar ramus osteotomy • Arching Subcondylar ramus osteotomy • Intraoral modidified sagittal split osteotomy
3.	I. Maxillary osteotomy proedures -intraoral procedures • Segmental maxillary osteotomy procedures • Single tooth dento-osseous osteotomy • Interdental osteotomies • Anterior maxillary osteotomy • Posterior maxillary osteotomy
	II. Total maxillary surgery- LeFort I osteotomy
	III. Superior repositioning of the maxilla • Superior repositioning of the maxilla leaving nasal floor intact-horseshoe-shaped osteotomy • Advancement of maxilla • Simultaneous expansion of maxilla • Simultaneous expansion of maxilla • Inferior repositioning of maxilla • levelling of maxilla

Outras técnicas utilizadas são:

Osteogénese de distração

A osteogénese de distração (DO) é a técnica de alongamento ósseo em que o osso osteotomizado é afastado e há regeneração de neobone entre as duas extremidades ósseas separadas. Segundo a definição de Illizarov, a técnica de osteodistracção utiliza o mecanismo de reparação do próprio corpo para gerar novo osso. Juntamente com a formação de novo osso, há regeneração dos tecidos moles, que incluem a pele, a mucosa, o músculo e os tecidos neurovasculares. Por isso, é por vezes designado por histiogénese de distração.[2]

FASES DA OSTEOGÉNESE DE DISTRACÇÃO

Existem três fases de DO após a osteotomia do osso e a fixação de um dispositivo de distração adequado. Estas são:

1. Fase de latência

2. Fase de distração

3. Fase de consolidação.

4. Fase de latência

Permite a iniciação de células de reparação para formar calo no local da osteotomia. Este processo dura normalmente 3-5 dias. Em bebés e doentes mais jovens, por vezes, pode ser iniciado após 1 dia e, em doentes mais velhos e após radioterapia, pode haver um período de espera até 7 dias após a osteotomia.

Fase de distração

Nesta fase, o calo formado durante o período de latência é afastado com a ajuda de um dispositivo de distração adequado. A frequência de ativação do dispositivo é conhecida como ritmo. A frequência e o ritmo da distração são importantes para obter uma regeneração de boa qualidade. É desejável obter uma força de distração lenta e contínua, que afaste os ossos, normalmente 1 mm em 24 horas. (Taxa) A taxa pode variar entre 0,5 mm e 1,3 mm/dia, dependendo da idade do doente e do julgamento clínico do cirurgião. Normalmente, esta taxa é alcançada activando o dispositivo de distração em 2-4 incrementos de 0,5 a 0,25 mm cada. Se o processo de distração for demasiado lento, pode levar a uma consolidação precoce e, se for demasiado rápido, pode levar a uma união fibrosa.

Fase de consolidação

Nesta fase da osteodistração, permite-se que o calo se mineralize e ganhe força. Este período pode variar entre 6 e 12 semanas, consoante o comprimento do regenerado. Quando o novo regenerado tiver ganho força suficiente, o dispositivo de distração pode ser removido e o osso é lentamente carregado para a atividade de rotina normal e forças fisiológicas.[3,4]

REVISÃO DA LITERATURA

Holtermüller K, Wiedemann HR[5] em 1960, este estudo examinou o crânio em folha de trevo da síndrome de Kleeblattschadel, analisando as suas caraterísticas clínicas e complicações associadas. Os dados clínicos foram compilados a partir de vários casos para fornecer uma visão abrangente. Os resultados indicaram desafios significativos no diagnóstico e na gestão. O estudo concluiu que uma abordagem multidisciplinar é essencial para lidar com as complexidades desta síndrome.

Gorlin RJ et al.,[6] em 1963, o estudo examinou a displasia oculoauriculovertebral, focando suas manifestações clínicas e anomalias associadas. Foram recolhidos dados clínicos de indivíduos afectados para analisar caraterísticas e variações. Os resultados indicaram uma variedade de apresentações, enfatizando a necessidade de estratégias de gestão individualizadas. O estudo concluiu que o diagnóstico precoce e as intervenções adaptadas são cruciais para melhorar os resultados dos doentes.

Cohen MM Jr[7] em 1975, o estudo avaliou os fatores etiológicos das síndromes craniossinostóticas, propondo um sistema de classificação genética e clínica Revelou significativa variabilidade genética entre os pacientes com essas síndromes. Os resultados enfatizaram a necessidade de uma classificação estruturada para orientar as abordagens terapêuticas. Concluiu-se que essa estrutura melhora a compreensão e o manejo das síndromes de craniossinostose.

Poswillo D[4] em 1975, este estudo avaliou a patogénese da síndrome de Treacher

Collins, fornecendo informações sobre os seus aspectos genéticos e de desenvolvimento. O estudo analisou as caraterísticas clínicas e as histórias familiares para compreender melhor a etiologia da síndrome. Os resultados enfatizaram a base genética da doença. O estudo concluiu que é necessário continuar a investigação para clarificar os mecanismos envolvidos.

Cohen MM Jr[8] em 1977, o estudo avaliou as perspectivas genéticas sobre a craniossinostose e síndromes associadas, concentrando-se na sua incidência e variabilidade. O estudo analisou dados genéticos e caraterísticas clínicas para estabelecer uma compreensão mais clara dessas condições. Os resultados destacaram as diversas origens e expressões genéticas das síndromes de craniossinostose. O estudo concluiu que uma abordagem genética é essencial para um diagnóstico e tratamento precisos.

Cohen MM Jr[9] em 1979, este estudo examinou a incidência e a genética das síndromes de craniossinostose, fornecendo uma visão geral actualizada das condições existentes. O estudo sintetizou dados de várias fontes, oferecendo informações sobre a penetrância e a variabilidade. Os resultados indicaram que estas síndromes partilham vias genéticas comuns, embora exibam manifestações clínicas diversas. O estudo concluiu que a investigação em curso é vital para a compreensão destas síndromes complexas.

Bull M et al.,[10] em 1979, este estudo examinou as definições fenotípicas e os riscos de recorrência nas síndromes de acrocefalossindactilia, analisando as apresentações clínicas dos indivíduos afectados. Recolheu dados de múltiplos estudos de caso para avaliar o espetro fenotípico. Os resultados permitiram uma compreensão mais clara dos riscos de recorrência nas famílias. O estudo concluiu que a definição exacta do fenótipo é crucial para o aconselhamento genético nestas síndromes.

Figueroa AA, Pruzansky S[11] em 1982, o estudo examinou os componentes da microssomia hemifacial , concentrando-se no ouvido externo e na mandíbula. O estudo envolveu estudos anatómicos e avaliações clínicas para avaliar as anomalias associadas. Os resultados revelaram uma série de anomalias associadas à microssomia hemifacial. O estudo concluiu que são necessárias avaliações exaustivas para uma gestão eficaz destes doentes.

Zuleta A, Basauri L[12] em 1984, este estudo examinou a síndrome do crânio em folha de trevo, centrando-se nas caraterísticas clínicas e nas opções de tratamento. Foram recolhidos dados de casos clínicos para fornecer informações sobre as abordagens de tratamento. Os resultados sublinharam a necessidade de um plano de cuidados abrangente para os doentes afectados. O estudo concluiu que uma gestão eficaz requer uma abordagem multidisciplinar.

Figueroa AA, Friede H[13] em 1985, este estudo examinou as malformações craniovertebrais na microssomia hemifacial, analisando as apresentações clínicas e os resultados do tratamento. Foram recolhidos dados de casos de pacientes para avaliar as estratégias de tratamento. Os resultados destacaram a associação entre anomalias craniovertebrais e microssomia hemifacial. O estudo concluiu que uma avaliação cuidadosa é necessária para abordar essas complexidades.

Kroczek RA et al.,[14] em 1986, este estudo examinou a patologia e o tratamento do crânio em folha de trevo associado à síndrome de Pfeiffer, utilizando estudos de caso para análise. As intervenções cirúrgicas e seus resultados foram revisados. Os resultados ressaltaram as complexidades envolvidas no tratamento dessa grave deformidade. O estudo concluiu que são necessárias estratégias cirúrgicas adaptadas para um tratamento eficaz

Ellis E III, Carlson DS[15] em 1986, este estudo avaliou as diferenças histológicas nas articulações costocondrais, esternoclaviculares e temporomandibulares durante o crescimento, centrando-se nas implicações para a cirurgia craniofacial. O estudo envolveu a análise histológica de amostras de articulações de Macaca mulatta. Os resultados mostraram variações significativas nos padrões de crescimento entre as articulações estudadas. O estudo concluiu que a compreensão destas diferenças pode informar as abordagens cirúrgicas nos procedimentos craniofaciais.

Vargervik K et al.,[16] em 1986, este estudo avaliou os factores que afectam os resultados a longo prazo na microssomia hemifacial, centrando-se nos resultados clínicos e nas estratégias de gestão. Envolveu uma análise retrospetiva dos registos dos pacientes para identificar os principais factores de influência. Os resultados indicaram que a intervenção precoce tem um impacto significativo no sucesso a longo prazo. O estudo concluiu que o tratamento atempado é crucial para alcançar resultados óptimos.

Kaban LB et al.,[17] em 1986, o estudo examinou a correção da microssomia hemifacial em crianças em crescimento, concentrando-se nos resultados a longo prazo após a cirurgia. Foi realizado um estudo de coorte para avaliar a eficácia de várias intervenções cirúrgicas. Os resultados mostraram melhorias significativas na simetria e na função facial. O estudo concluiu que uma intervenção cirúrgica atempada conduz a resultados favoráveis a longo prazo.

David DJ et al.,[18] **em 1987**, o estudo avaliou a microssomia hemifacial, focando uma classificação multissistémica para os pacientes afectados. Foram realizadas avaliações clínicas para analisar caraterísticas e anomalias associadas. Os resultados demonstraram a complexidade da condição e sua variabilidade entre os pacientes. O estudo concluiu que um sistema de classificação abrangente é crucial para uma gestão eficaz.

Ilizarov GA[2] **em 1988**, este estudo examinou o método Ilizarov para o alongamento e reparação óssea, centrando-se na sua utilização de um fixador externo circular em lesões ortopédicas complexas. Foi observada uma regeneração óssea controlada, demonstrando uma cicatrização eficaz nos doentes tratados. Os resultados validaram o sucesso do método na gestão de fracturas. O estudo concluiu que a técnica de Ilizarov é crucial para a reconstrução ortopédica.

Rasmussen SA, Frias JL[19] **em 1988**, o estudo avaliou as expressões ligeiras da síndrome de Pfeiffer, centrando-se nos factores genéticos e nas apresentações clínicas. Foram recolhidos dados clínicos de doentes com manifestações subtis da síndrome. Os resultados indicaram que os casos ligeiros muitas vezes não são diagnosticados ou são mal diagnosticados. O estudo concluiu que a sensibilização para as formas mais ligeiras é essencial para um diagnóstico e tratamento exactos.

Ilizarov GA[3] **em 1989**, este estudo de referência introduziu o "efeito tensão-esforço", um princípio subjacente à osteogénese de distração. Ilizarov enfatizou que a tensão mecânica gradual e controlada estimula a génese de tecidos, incluindo osso e tecidos moles. Destacou a importância de uma fixação estável e da preservação dos tecidos circundantes para uma cicatrização e crescimento óptimos. O estudo lançou as bases para as modernas técnicas de alongamento de membros e de correção de deformidades, realçando a interação entre a resposta biológica e as forças mecânicas.

Choung PH et al.,[20] **em 1989,** este estudo avaliou a utilização de enxertos ósseos cranianos vascularizados para a reconstrução mandibular e maxilar, focando-se nas técnicas cirúrgicas e nos resultados. Envolveu análises de casos clínicos para avaliar a viabilidade e integração do enxerto. Os resultados indicaram resultados de enxerto bem-sucedidos com complicações reduzidas. O estudo concluiu que os enxertos vascularizados são eficazes para cirurgias reconstrutivas em casos craniofaciais.

Campis LB[21] **em 1991,** o estudo avaliou considerações de desenvolvimento e psicológicas em crianças com síndrome de Apert, avaliando o seu ajustamento psicossocial. Foram realizadas entrevistas e avaliações psicológicas para avaliar os resultados emocionais e de desenvolvimento. Os resultados indicaram que as crianças com síndrome de Apert enfrentam desafios psicológicos únicos. O estudo concluiu que é necessário um apoio personalizado para o desenvolvimento saudável destas crianças.

Rohatgi M[22] **em 1991,** o estudo avaliou o crânio em folha de trevo como uma manifestação grave da síndrome de Crouzon, explorando a sua etiologia e implicações para o tratamento. Foram realizadas avaliações clínicas para recolher dados sobre os doentes afectados. Os resultados sugeriram uma necessidade de reavaliação dos protocolos de tratamento existentes. O estudo concluiu que a compreensão da etiologia é crucial para melhorar as estratégias de tratamento.

Posnick JC[23] em 1991, este estudo examinou o estadiamento na reconstrução de disostoses craniofaciais, concentrando-se nas deformidades da face média e no tempo cirúrgico. Foram recolhidos dados clínicos para avaliar o impacto do estadiamento cirúrgico nos resultados. Os resultados indicaram que as abordagens cirúrgicas faseadas conduzem a melhores resultados funcionais e estéticos. O estudo concluiu que o planeamento cuidadoso e o estadiamento aumentam a eficácia da gestão.

Posnick JC et al.,[24] em 1991, o estudo examinou a disostose craniofacial, concentrando-se no estadiamento da reconstrução e nas estratégias de gestão da deformidade da face média. Foi realizada uma revisão de casos clínicos para avaliar os resultados do tratamento. Os resultados indicaram que uma abordagem faseada melhora os resultados cirúrgicos e a satisfação geral do doente. O estudo concluiu que o planeamento cuidadoso e a execução da reconstrução faseada são cruciais para o sucesso.

Padwa BL et al.,[25] em 1991, este estudo avaliou o ajustamento psicossocial em crianças com microssomia hemifacial, focando os impactos na qualidade de vida. Utilizou inquéritos e entrevistas para recolher dados de crianças afectadas e das suas famílias. Os resultados indicaram desafios relacionados com a autoimagem e as interações sociais. O estudo concluiu que o apoio psicossocial é essencial para melhorar a qualidade de vida dessas crianças.

McCarthy et al.,[26] em 1992, este trabalho pioneiro demonstrou a viabilidade do alongamento mandibular utilizando distração gradual em humanos. Os autores descreveram uma aplicação bem sucedida dos princípios de Ilizarov à reconstrução craniofacial, detalhando os passos do procedimento e os resultados. As suas descobertas confirmaram que a osteogénese de distração pode gerar osso novo e, simultaneamente, acomodar a expansão dos tecidos moles, oferecendo soluções transformadoras para as anomalias craniofaciais. Esta investigação marcou um avanço crítico na cirurgia maxilofacial.

Posnick JC[27] em 1992, o estudo avaliou a disostose craniofacial e as estratégias de gestão das deformidades do terço médio da face, revendo as técnicas cirúrgicas e os resultados dos pacientes . As intervenções cirúrgicas foram analisadas em termos de eficácia e satisfação dos pacientes. Os resultados demonstraram melhorias significativas na estética e na função facial. O estudo concluiu que estratégias cirúrgicas abrangentes são essenciais para o tratamento eficaz da disostose craniofacial.

Burgess A et al.,[28] em 1992, este estudo avaliou os aspectos clínicos e genéticos da displasia oculoauriculovertebral, investigando a sua variabilidade fenotípica. Envolveu uma revisão dos registos clínicos e testes genéticos para reunir dados abrangentes. Os resultados sublinharam a importância do aconselhamento genético na gestão das famílias afectadas. O estudo concluiu que uma abordagem multidisciplinar é essencial para um tratamento ótimo.

Cohen MM, MacLean RE[29] **em 1993**, este estudo avaliou os resultados a longo prazo da intervenção cirúrgica para síndromes craniofaciais, com foco na qualidade de vida e satisfação do paciente. Foram realizadas avaliações clínicas para analisar os resultados pós-operatórios. Os resultados mostraram melhorias significativas nos aspectos estéticos e funcionais do tratamento. O estudo concluiu que o acompanhamento a longo prazo é essencial para avaliar o sucesso do tratamento.

Kreiborg S, Dahl E[30] **em 1993**, este estudo avaliou a base do crânio e a morfologia facial em pacientes com disostose mandibulofacial, analisando as variações anatómicas. Envolveu avaliações clínicas e estudos de imagem para reunir dados abrangentes. Os resultados revelaram padrões morfológicos distintos associados à disostose. O estudo concluiu que a avaliação completa das estruturas craniofaciais é essencial para o planeamento do tratamento.

Sengezer M[31] **em 1993**, o estudo examinou o alongamento mandibular por distração gradual, focando os resultados clínicos e as implicações para o tratamento. Os dados dos pacientes foram analisados após procedimentos de osteogénese de distração. Os resultados demonstraram um alongamento efetivo e melhorias funcionais nos pacientes. O estudo concluiu que a distração gradual é um método viável para tratar as deficiências mandibulares.

Posnick JC[32] **em 1994**, o estudo avaliou as actuais estratégias de reconstrução para as síndromes de disostose craniofacial, analisando várias técnicas cirúrgicas e resultados. Ele compilou dados de estudos de casos múltiplos para avaliar a eficácia. Os resultados ressaltaram a importância de planos de tratamento individualizados com base nas necessidades do paciente. O estudo concluiu que as estratégias de reconstrução personalizadas melhoram significativamente os resultados dos pacientes.

Wilkie AO et al.,[33] **em 1995**, o estudo avaliou a base genética da síndrome de Apert, identificando mutações no FGFR2 através da análise do ADN de doentes afectados. Revelou que estas mutações também estão associadas à síndrome de Crouzon. Os resultados confirmaram uma etiologia genética partilhada entre as duas doenças. O estudo concluiu que as mutações FGFR2 são fundamentais para as síndromes de craniossinostose.

Campbell JW et al.,[34] **em 1995**, o estudo avaliou a ocorrência de hipertensão intracraniana após descompressão da abóbada craniana em pacientes com craniossinostose. Observações clínicas foram feitas após a cirurgia para avaliar os resultados neurológicos. Os resultados mostraram uma incidência significativa de hipertensão intracraniana após o procedimento. O estudo concluiu que uma monitorização cuidadosa é essencial na gestão de doentes após a cirurgia de descompressão.

Moore MH et al.,[5] **em 1995**, o estudo avaliou as caraterísticas clínicas da síndrome de Pfeiffer, utilizando revisões de casos e testes genéticos. O objetivo foi analisar as diversas manifestações e suas implicações para o tratamento. Os resultados mostraram variabilidade nas apresentações clínicas entre os indivíduos afetados. O estudo concluiu que uma abordagem multidisciplinar é essencial para o tratamento eficaz da síndrome de Pfeiffer.

Williamson-Kruse L, Biesecker LG[36] em 1995, o estudo avaliou um caso raro de síndrome cardiocraniana de Pfeiffer tipo I, detalhando os achados clínicos e a análise genética. Foram realizadas avaliações clínicas e de imagem para compreender as manifestações da síndrome. Os resultados evidenciaram caraterísticas clínicas únicas associadas a esta síndrome rara. O estudo concluiu que uma avaliação completa é vital para um diagnóstico e tratamento precisos.

Saal HM et al.,[37] em 1995, o estudo avaliou um paciente com craniossinostose e fenótipo marfanóide, com foco em estratégias de manejo clínico. Avaliações clínicas e de imagem foram utilizadas para avaliar a extensão da craniossinostose. Os resultados mostraram a inter-relação entre a craniossinostose e as caraterísticas sindrómicas associadas. O estudo concluiu que a monitorização cuidadosa e os cuidados interdisciplinares são essenciais para estes casos complexos.

Cohen Jr MM, Kreiborg S[38] em 1996, o estudo avaliou as caraterísticas craniofaciais na síndrome de Apert através de exames clínicos e análises fotográficas. O objetivo era identificar traços morfológicos específicos associados à doença. Os resultados mostraram caraterísticas craniofaciais distintas que podem ajudar no diagnóstico. O estudo concluiu que o reconhecimento dessas caraterísticas é essencial para o tratamento eficaz da síndrome de Apert.

Dixon MJ[39] em 1996, este estudo analisou a síndrome de Treacher Collins, centrando-se nos aspectos genéticos e nas implicações clínicas. Foi efectuada uma revisão dos dados genéticos e das caraterísticas clínicas para compreender melhor a síndrome. Os resultados indicaram o envolvimento de mutações no gene TCOF1 na maioria dos casos. O estudo concluiu que o teste genético precoce pode ajudar no diagnóstico e tratamento atempados.

Persing JA, Jane JA[40] **em 1996**, o estudo examinou os avanços nas técnicas cirúrgicas para a craniossinostose, concentrando-se em abordagens minimamente invasivas. Envolveu a análise dos resultados de várias intervenções cirúrgicas. Os resultados demonstraram que as técnicas minimamente invasivas resultam em tempos de recuperação mais curtos e numa maior satisfação dos doentes. O estudo concluiu que a inovação contínua nos métodos cirúrgicos é crucial para uma gestão eficaz.

Al-Qattan MM, Phillips JH[41] **em 1997**, este estudo examinou as variações fenotípicas da síndrome de Crouzon em doentes com e sem história familiar, avaliando as apresentações clínicas com base em factores genéticos. Verificou-se que a história familiar influenciava significativamente a expressão da síndrome. Os resultados realçaram o papel da genética nos resultados clínicos. O estudo concluiu que os factores familiares são importantes na apresentação clínica da síndrome de Crouzon.

Roth DA et al.,[42] **em 1997**, o estudo examinou as técnicas de tomografia computorizada para avaliação volumétrica da mandíbula após osteogénese de distração, centrando-se na metodologia e nos resultados. Foi analisada uma coorte de doentes utilizando técnicas de imagem avançadas após a cirurgia. Os resultados indicaram que avaliações volumétricas precisas facilitam uma melhor compreensão do impacto cirúrgico. O estudo concluiu que as técnicas de imagiologia avançadas são vitais para avaliar a eficácia do tratamento.

Fonseca RJ[1] em 2000, o estudo avaliou as abordagens de manejo do trauma em cirurgia bucomaxilofacial, enfatizando protocolos cirúrgicos e estudos de caso para lesões faciais complexas. Várias técnicas foram revisadas, destacando procedimentos padronizados para casos de trauma. Os resultados indicaram melhores resultados para os pacientes e redução de complicações com esses métodos. O estudo concluiu que essas abordagens são fundamentais para o tratamento eficaz de traumas maxilofaciais.

Posnick JC, Ruiz RL[43] em 2000, o estudo examinou as abordagens actuais de avaliação e tratamento da síndrome de Treacher Collins, avaliando os resultados clínicos. Compilou dados de várias modalidades de tratamento e a sua eficácia. Os resultados indicaram que uma avaliação abrangente e um tratamento individualizado melhoram significativamente os resultados. O estudo concluiu que a avaliação contínua é essencial para uma gestão óptima.

Jones KL, Jones MC[44] em 2000, este estudo avaliou a relação entre anomalias craniofaciais e condições sistémicas, centrando-se em avaliações clínicas abrangentes. Envolveu a análise dos dados dos pacientes para identificar padrões e correlações. Os resultados indicaram associações significativas entre anomalias específicas e distúrbios sistémicos. O estudo concluiu que uma abordagem holística é essencial para o tratamento de pacientes com anomalias craniofaciais.

Vogels A, Fryns JP[45] em 2006, este estudo examinou a base genética da síndrome de Pfeiffer, centrando-se nas suas implicações clínicas e estratégias de gestão. Foi efectuada uma análise genética para identificar mutações associadas à síndrome. Os resultados confirmaram o papel das mutações FGFR1 e FGFR2 na manifestação da doença. O estudo concluiu que a compreensão dos factores genéticos é fundamental para um diagnóstico e planeamento do tratamento adequados.

Dixon J et al.,[46] em 2007, o estudo avaliou as caraterísticas clínicas e as estratégias de gestão da síndrome de Treacher Collins, utilizando uma abordagem abrangente dos cuidados. O estudo centrou-se no impacto da intervenção precoce nos resultados dos doentes. Os resultados mostraram que as intervenções cirúrgicas precoces melhoraram significativamente a qualidade de vida. O estudo concluiu que os cuidados multidisciplinares são essenciais para os indivíduos afectados.

Lund VJ et al.,[47] em 2007, o estudo examinou a gestão cirúrgica das deformidades médio-faciais associadas a síndromes craniofaciais, analisando diferentes técnicas cirúrgicas. Foram avaliados os resultados e as complicações das várias abordagens. Os resultados indicaram que um planeamento cuidadoso das intervenções cirúrgicas conduz a melhores resultados estéticos e funcionais. O estudo concluiu que uma estratégia cirúrgica adaptada é fundamental para um tratamento eficaz.

Trainor PA et al.,[48] em 2009, o estudo avaliou a etiologia e a patogénese da síndrome de Treacher Collins, centrando-se nos factores genéticos e nas apresentações clínicas. Foram efectuadas análises genéticas e avaliações clínicas para recolher dados abrangentes. Os resultados destacaram mutações genéticas significativas associadas à síndrome. O estudo concluiu que a compreensão da base genética é crucial para desenvolver intervenções direcionadas.

Sahni M et al.,[49] **em 2010**, este estudo avaliou o impacto da Craniossinostose nos resultados do neurodesenvolvimento, utilizando avaliações longitudinais de crianças afectadas. Foram realizadas avaliações clínicas e rastreios de desenvolvimento para recolher dados. Os resultados indicaram potenciais atrasos no neurodesenvolvimento associados à craniossinostose. O estudo concluiu que a intervenção precoce é essencial para otimizar os resultados do desenvolvimento.

Varoli FP et al.,[50] **em 2011**, o estudo examinou as caraterísticas clínicas e radiográficas da síndrome de Apert, incluindo um relatório de caso para análise pormenorizada. Envolveu avaliações clínicas e estudos imagiológicos para identificar caraterísticas. Os resultados destacaram marcadores radiográficos comuns e únicos nos pacientes afectados. O estudo concluiu que uma compreensão abrangente destas caraterísticas ajuda no diagnóstico e intervenção precoces.

Machado G et al.,[51] **em 2011,** este estudo examinou a deformidade craniana em trevo e a sua relação com a hidrocefalia, analisando os resultados clínicos e cirúrgicos. Uma revisão dos dados dos pacientes ajudou a avaliar os desafios do manejo dessa condição. Os resultados indicaram uma alta incidência de hidrocefalia entre os pacientes com deformidades cranianas em trevo. O estudo concluiu que estratégias de gestão coordenadas são fundamentais para lidar com essas complexidades.

Inoue K et al.,[52] **em 2011**, o estudo examinou a base genética das síndromes de craniossinostose, centrando-se em mutações específicas e nas suas implicações clínicas. Foi realizada uma análise genética nas famílias afectadas para identificar os factores causais. Os resultados confirmaram o papel das mutações FGFR em várias síndromes de craniossinostose. O estudo concluiu que os testes genéticos são cruciais para um diagnóstico preciso e para o planeamento do tratamento.

Dixon MJ et al.,[53] em 2011, este estudo avaliou o impacto psicossocial das síndromes craniofaciais nos indivíduos afectados, centrando-se em avaliações da qualidade de vida. Foram realizados inquéritos e entrevistas para recolher dados subjectivos dos pacientes. Os resultados indicaram que os indivíduos com doenças craniofaciais enfrentam frequentemente desafios relacionados com a autoestima e as interações sociais. O estudo concluiu que o apoio psicossocial é essencial para melhorar a qualidade de vida.

Chang CC, Steinbacher DM[54] em 2012, o estudo examinou a gestão da síndrome de Treacher Collins, centrando-se em estratégias cirúrgicas e de reabilitação. Foram efectuadas avaliações clínicas para avaliar os resultados do tratamento. Os resultados indicaram que a gestão abrangente melhora os aspectos funcionais e estéticos dos cuidados. O estudo concluiu que uma abordagem colaborativa é vital para um tratamento ótimo do doente.

Huang Y et al.,[55] em 2012, o estudo examinou o papel do aconselhamento genético na gestão das síndromes de craniossinostose, centrando-se no apoio à família e na divulgação de informações. Foram realizados inquéritos e entrevistas às famílias para avaliar as suas necessidades. Os resultados sublinharam a importância do aconselhamento genético para ajudar as famílias a lidar com as complexidades destas doenças. O estudo concluiu que a comunicação e o apoio efectivos melhoram os resultados dos doentes e das famílias.

Greig AV et al.,[56] **em 2013,** este estudo examinou uma série clínica de doentes com síndrome de Pfeiffer para desenvolver um novo sistema de classificação. Foram recolhidos dados clínicos para identificar padrões e caraterísticas consistentes. Os resultados levaram ao estabelecimento de uma classificação que ajuda a compreender a variabilidade clínica. O estudo concluiu que este novo sistema melhora o diagnóstico e as estratégias de tratamento da síndrome de Pfeiffer.

Kalathia MB et al.,[57] **em 2014,** o estudo avaliou as caraterísticas clínicas da síndrome de Pfeiffer em doentes pediátricos, recolhendo dados de avaliações clínicas e imagiológicas. Analisou as variações fenotípicas para melhor compreender o impacto da síndrome. Os resultados destacaram uma variabilidade clínica significativa nas crianças afectadas. O estudo concluiu que as estratégias de gestão individualizada são cruciais para melhorar os resultados da síndrome de Pfeiffer.

Parikh S et al.,[58] **em 2014,** este estudo avaliou a associação entre anomalias craniofaciais e obstrução das vias aéreas, centrando-se em avaliações clínicas e imagiológicas. Analisou dados para identificar pacientes em risco de problemas respiratórios. Os resultados indicaram uma prevalência significativa de obstrução das vias aéreas em pacientes com anomalias craniofaciais. O estudo concluiu que a gestão proactiva das vias aéreas é vital para garantir a segurança dos doentes.

Koca TT[59] **em 2016,** este estudo examinou um caso específico de síndrome de

Apert e reviu a literatura existente para contextualizar os achados. Foram efectuadas avaliações clínicas e imagiológicas para avaliar o estado do doente. Os resultados ilustraram a complexidade da gestão destes casos devido às anomalias associadas. O estudo concluiu que as estratégias de cuidados abrangentes são vitais para os doentes com síndrome de Apert .

Fuchs C et al.,[60] **em 2016,** o estudo examinou a eficácia das técnicas cirúrgicas no tratamento da craniossinostose, centrando-se nos resultados clínicos e na satisfação dos doentes. O estudo analisou os dados dos pacientes antes e depois da intervenção cirúrgica. Os resultados mostraram melhorias significativas na forma e na função da cabeça após a cirurgia. O estudo concluiu que o tratamento cirúrgico adequado conduz a resultados favoráveis a longo prazo em doentes com craniossinostose.

Sharma A et al.,[61] **em 2019,** este estudo avaliou a eficácia dos cuidados multidisciplinares para pacientes com anomalias craniofaciais, centrando-se em abordagens de gestão colaborativa. Envolveu a avaliação dos resultados de pacientes tratados por uma equipa de especialistas. Os resultados mostraram que os cuidados multidisciplinares conduzem a melhores resultados clínicos e à satisfação dos doentes. O estudo concluiu que o trabalho de equipa entre especialistas é essencial para uma gestão óptima.

Maresh J et al.,[62] **em 2020,** o estudo examinou o papel da imagiologia 3D no diagnóstico e planeamento de intervenções cirúrgicas em doentes com anomalias craniofaciais. Utilizou técnicas de imagiologia avançadas para avaliar as estruturas craniofaciais e planear cirurgias. Os resultados demonstraram os benefícios da imagiologia 3D na melhoria da precisão cirúrgica e dos resultados. O estudo concluiu que a integração de imagens avançadas é vital para a gestão eficaz das condições craniofaciais.

Allam KA[63] **em 2021**, este estudo fornece uma análise aprofundada da microssomia hemifacial (HFM), enfatizando as suas manifestações clínicas e anomalias associadas. Identifica a assimetria craniofacial, a hipoplasia mandibular e as deficiências dos tecidos moles como caraterísticas marcantes. O documento destaca comorbilidades comuns, tais como anomalias cardíacas, vertebrais e renais, sublinhando a importância de uma abordagem multidisciplinar para o diagnóstico e gestão. Ao categorizar as variações fenotípicas e as malformações associadas, a investigação ajuda a refinar o planeamento do tratamento e o prognóstico dos doentes com MHF, oferecendo informações valiosas sobre esta complexa doença craniofacial.

AVALIAÇÃO CLÍNICA DA SÍNDROME ASSOCIADA À CIRURGIA MAXILOFACIAL

I.   Síndrome de disostose craniofacial:

- Síndrome de Crouzan

- Síndrome de Apert

- Síndrome de Pfeiffer

- Anomalias cranianas em folha de trevo

II.   Síndromes craniofaciais:

- Síndrome de Treacher Collins

- Microssomia hemifacial

- Síndrome de Binder

- outros

SÍNDROME DE DISOSTOSE CRANIOFACIAL:

1. Síndrome de Crouzon

As síndromes de craniossinostose constituem um grupo de doenças caracterizadas por craniossinostose prematura que ocorre em associação com uma variedade de outras anomalias. Estas podem ou não ocorrer com sindactilia, anomalias das mãos e dos pés. A mais comum das síndromes craniossinostóticas que ocorre sem sindactilia é a disostose craniofacial, ou doença de Crouzon. A mais comum que ocorre com sindactilia é a síndrome de Apert, que é semelhante à doença de Crouzon. A síndrome de Crouzon, descrita em 1912 como uma das variedades de disostose craniofacial, é causada pela obliteração prematura e ossificação de duas ou mais suturas, mais frequentemente coronal e sagital. Alguns autores associam essas síndromes como uma só, chamando-a de síndrome de Crouzon-Apert, mas a diferenciação sintomatológica torna a classificação

difícil. A acantose nigricans é a principal manifestação dermatológica da síndrome de Crouzon. As displasias do esqueleto (incluindo a disostose crânio-facial) são causadas por malformações do mesênquima e do ectoderma. São tidos em conta os factores teratogénicos desconhecidos. As displasias são herdadas num padrão autossómico dominante. A mutação do gene do recetor do fator de crescimento dos fibroblastos (FGFR)-2 pode ser responsável pela síndrome de Crouzon.[5] Além disso, a mutação na região transmembranar do FGFR3 foi detectada nesta síndrome.

Caraterísticas clínicas:

Embora haja uma variação individual considerável na aparência dos pacientes com disostose craniofacial, os sinais são todos basicamente devidos à sinostose precoce das suturas. A deformidade facial é observada ao nascimento, seguida - com o tempo - por outras caraterísticas da síndrome. As suturas coronais e sagitais estão obliteradas; as fontanelas permanecem não obliteradas e pulsantes durante muito tempo. Observa-se um achatamento lateral e anteroposterior do acrocrânio, que cresce apenas no eixo vertical.

O diâmetro anteroposterior é mais pequeno do que o diâmetro transversal. A testa é alta e larga. Observa-se uma face larga e uma maxila hipoplásica que produz pseudoprognatismo. Desvio do septo nasal, narinas anteriores estreitas ou obliteradas e nariz em bico largo estão presentes. Observa-se hipertelorismo, estrabismo divergente, pálpebra com aspeto antimongolóide e pálpebra superior a imitar a "cara de sapo". O lábio superior é encurtado e, por vezes, fendido. A atrofia progressiva do nervo ótico leva a uma diminuição da visão devido à hipertensão intracraniana. A deficiência auditiva indica perturbações do ouvido médio. Nota-se má oclusão, dentes mal posicionados e disfasia. Observa-se baixa estatura e ausência de curvatura fisiológica da coluna vertebral. A pele é geralmente escura. Nas crianças, a acantose nigricans sindrómica aparece na fossa axilar, no ângulo da boca e nos lábios. Os doentes referem dores de cabeça. Frequentemente ocorrem convulsões e observa-se frequentemente atraso mental.[6,7,8,9]

Caraterísticas radiográficas:

Normalmente, é necessário efetuar radiografias do crânio, da coluna e das mãos para confirmar o diagnóstico. A radiografia do crânio revela o seguinte: suturas obliteradas (sobretudo coronais e sagitais); órbitas oculares pouco profundas (exoftalmia); fossa craniana anterior encurtada; seios nasais laterais pouco desenvolvidos; membranas timpânicas fixas obliquamente, canais auditivos externos estreitos e pirâmides pequenas com sintomas de esclerose; na radiografia da coluna vertebral, é possível a presença de processo espinhoso bífido e podem ser visíveis sintomas ligeiros de acondroplasia. O exame radiográfico dos ossos metacarpianos e dos dedos revela uma ligeira acondroplasia. Tratamento e prognóstico. Recomenda-se um procedimento neurocirúrgico nos casos de hipertensão intracraniana que conduzam a uma maior atrofia ótica.[10] A cirurgia é difícil e o procedimento deve ser considerado e efectuado por fases. A cirurgia plástica da face pode ser de grande ajuda. É uma das poucas síndromes em que os resultados cosméticos da cirurgia podem ser surpreendentemente eficazes. Estes doentes podem vir a ter uma vida relativamente normal.

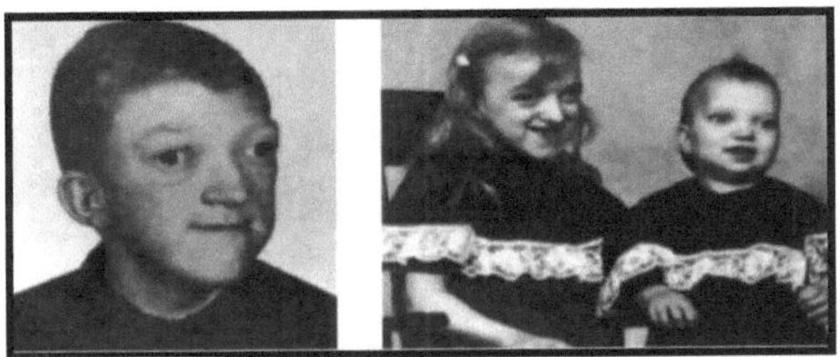

Figura 3-1. Disostose craniofacial. Um pai (numa idade precoce) e as suas duas filhas são todos afectados pela doença (Cortesia do Dr. David Bixler e do Dr. Stephen G Kaler).

2. Síndrome de Apert (Acrocefalosindactilia)

A síndrome de Apert deve o seu nome ao médico francês que descreveu a síndrome acrocephalosyndactylia em 1906. É uma doença autossómica dominante rara caracterizada por craniossinostose, anomalias craniofaciais e sindactilia simétrica grave (fusão cutânea e óssea) das mãos e dos pés. É provavelmente o tipo de acrocefalossindactilia mais conhecido e melhor descrito.

Etiologia:

Mais de 98% dos casos de síndrome de Apert são causados por mutações específicas de substituição missense (ou seja, Ser252Trp, Ser252Phe, Pro253Arg) envolvendo o recetor 2 do fator de crescimento dos fibroblastos (FGFR2), que se localiza nas bandas cromossómicas 10q25-q26. Os restantes casos devem-se a mutações no exão 9 do FGFR2 ou perto dele. As mutações no recetor 2 do fator de crescimento dos fibroblastos (FGFR2) levam a um aumento do número de células precursoras que entram na via osteogénica. Em última análise, isto leva a um aumento da formação de matriz óssea subperiosteal e à ossificação prematura da calvária durante o desenvolvimento fetal. A ordem e a taxa de fusão da sutura determinam o grau de deformidade e incapacidade. Também foi relatada a evidência de que a sindactilia da síndrome de Apert poderia ser um efeito mediado pelo recetor do fator de crescimento dos queratinócitos (KGFR).

Caraterísticas clínicas:

A síndrome de Apert é detectada no período neonatal devido a craniossinostose e achados associados de sindactilia nas mãos e nos pés. Os asiáticos têm a maior prevalência registada (22,3 por milhão de nados vivos). Não há predileção pelo género. A craniostenose está presente e envolve mais frequentemente as suturas coronais, resultando em acrocefalia, braquicefalia, occipital plano e fronte alta e proeminente. São observadas grandes fontanelas de fecho tardio e um defeito na linha média. Os doentes têm orelhas aparentemente de inserção baixa com perda auditiva condutiva ocasional. Os olhos apresentam fendas palpebrais inclinadas para baixo, hipertelorismo, órbitas pouco profundas, proptose e exoftalmia. O nariz tem uma ponte nasal acentuadamente deprimida. É curto e largo, com uma ponta bulbosa, aparência de bico de papagaio e estenose ou atresia coanal. O maxilar apresenta uma mandíbula proeminente, hipoplasia maxilar, ângulos da boca descaídos, palato arqueado alto, úvula bífida, fenda palatina, dentes superiores apinhados, má oclusão, erupção atrasada e ectópica, incisivos em forma de pá, dentes supranumerários, arcada dentária maxilar em forma de V e cristas alveolares salientes. A sindactilia envolve as mãos e os pés com fusão parcial a completa dos dígitos, envolvendo frequentemente o segundo, terceiro e quarto dígitos. Estes são frequentemente designados por mãos em forma de luva e pés em forma de meia. Em casos graves, todos os dedos estão fundidos, com a palma da mão profundamente côncava e em forma de taça e a planta do pé supinada. A inteligência varia de mentalidade normal a subnormal. As malformações do SNC podem ser responsáveis pela maioria dos casos. O papiledema e a atrofia ótica com perda de visão podem estar presentes em casos de aumento subtil da pressão intracraniana. A hiperidrose é comum. Estão presentes manifestaçõcs cardiovasculares como defeito do septo auricular, persistência do canal arterial, defeito do septo ventricular e estenose pulmonar. Sintomas gastrointestinais, genitourinários e respiratórios podem estar presentes numa pequena percentagem de casos[11,12,13,14,15].

Tratamento:

Os cuidados cirúrgicos envolvem a libertação precoce da sutura coronal e o avanço e remodelação fronto-orbitária. O prognóstico depende em grande medida da idade aquando da operação. A craniossinostose pode resultar em compressão cerebral e atraso mental, a menos que seja aliviada por uma craniotomia precoce.

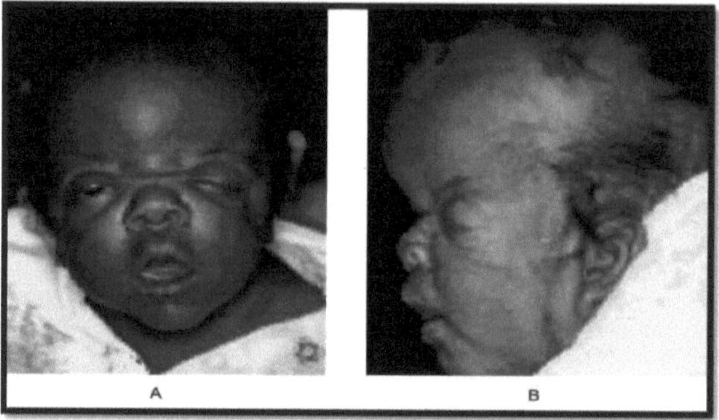

Fig 3-2. Síndrome de Apert. (A) É apresentado um bebé com síndrome de Apert. Note-se o hipertelorismo ocular caraterístico, fendas palpebrais inclinadas para baixo, olhos proptóticos, sulco horizontal acima da crista supraorbital, quebra da continuidade das sobrancelhas, ponte nasal deprimida e nariz curto e largo com ponta bulbosa. (B) Neste perfil, destacam-se a turribraquicefalia, a testa alta e proeminente, proptose, ponte nasal deprimida, nariz curto e orelhas de inserção baixa (Cortesia do Dr. Harold Chen)

3. Síndrome de Pfeiffer

Em 1963, Pfeiffer descreveu uma síndrome que consistia em craniossinostose, distopia orbital, hipoplasia do terço médio da face, polegares e dedos grandes dos pés largos e medialmente desviados e sindactilia parcial dos tecidos moles das mãos e dos pés, que era um achado variável" Pfeiffer baseou as suas conclusões no exame de oito indivíduos afectados em três gerações. Desde o seu relato, outros pedigrees familiares e muitos mais casos esporádicos foram também relatados na literatura Sabe-se que a síndrome de Pfeiffer tem um padrão de hereditariedade autossómico dominante com penetrância completa documentada em todos os pedigrees de duas e três gerações registados A expressividade variável dos achados craniofaciais e das extremidades é com Embora alguns autores tenham encontrado semelhanças em certos doentes com síndrome de Pfeiffer, síndrome de Crouzon e síndrome de Jackson-Weiss, as três doenças são nosologicamente distintas. De acordo com Cohen, os fenótipos da síndrome de Pfeiffer, da síndrome de Crouzon e da síndrome de Jackson-Weiss não se correlacionam bem com os achados moleculares conhecidos Os doentes com estas três síndromes podem ter mutações semelhantes ou mesmo idênticas no exão & do FGFR2, mas reproduzem-se nas famílias, uma observação que ainda não foi explicada pelos achados moleculares.

O pensamento atual sugere que a síndrome de Pfeiffer é heterogénea porque é causada por uma única mutação recorrente (Pro252Arg) do gene do recetor 1 do fator de crescimento de fibroblastos (FGFRI) e por várias mutações diferentes que afectam o FGFR2".[16,17,18,19]

Subtipos clínicos

Cohen definiu três subtipos clínicos distinguíveis da síndrome de Pfeiffer, tendo cada tipo pelo menos um grau de significado prognóstico. Até (ou a menos que) os nossos conhecimentos a nível molecular sejam mais clarificados, a classificação clínica de Cohen da síndrome de Pfeiffer tem valor prático.

Síndrome de Pfeiffer Tipo I: Esta forma clássica da síndrome de Pfeiffer é geralmente compatível com a vida e inteligência normal ou quase normal na maioria dos pacientes.[20] A sinostose coronal bilateral é geralmente vista, mas com envolvimento variável da face média. O crescimento da face média é frequentemente normal, e a proptose ocular é mínima. Com a face média quase normal e o crescimento mandibular normal, a via aérea é boa. Um mecanismo fisiológico de drenagem cerebrospinal (ausência de hidrocefalia) está frequentemente intacto.

Síndrome de Pfeiffer Tipo II: Esta forma de síndrome de Pfeiffer consiste num crânio em folha de trevo, geralmente com deficiência grave da face média e proptose ocular A hidrocefalia e outros achados do sistema nervoso central (SNC), anquilose do cotovelo, polegares e dedos grandes dos pés largos e outras anomalias invulgares de baixa frequência variam de

[21] A ocorrência da deformidade do tipo II é esporádica; os doentes têm geralmente uma evolução desfavorável e uma duração de vida limitada.

Síndrome de Pfeiffer Tipo III: Cohen relatou vários doentes com síndrome de Pfeiffer sem crânio em folha de trevo, mas com um prognóstico muito reservado. As caraterísticas incluem uma proptose ocular grave, que resulta num comprimento da base anterior do crânio acentuadamente deformado, órbitas pouco profundas e deficiência da face média. As malformações associadas, como a anquilose do cotovelo e as anomalias viscerais, ocorrem esporadicamente.[22]

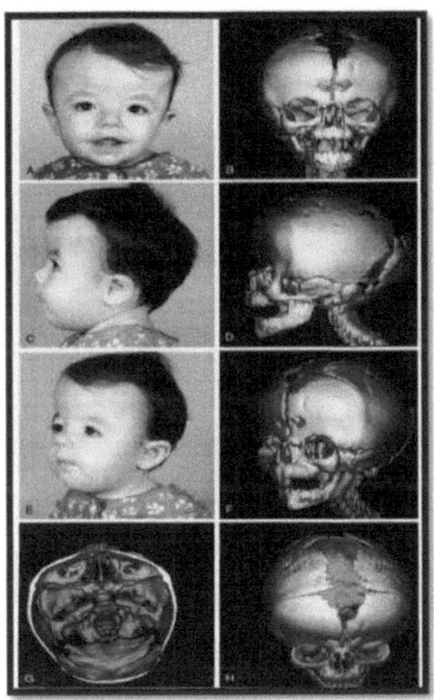

FIGURA 3-3. Uma criança de 2 meses de idade, nascida com síndrome de Pfeiffer (tipo 1). Apresenta sinostose coronal *bilateral* resultando em braquicefalia sem sugestão de deficiência da face média, vista frontal. B, Vista frontal da tomografia computorizada. C. Vista de perfil. D, Vista de perfil da tomografia computorizada. E, Vista oblíqua. F, Vista oblíqua da tomografia computorizada. G, Vista da base do crânio da tomografia computadorizada. H, Vista craniofacial da tomografia computorizada.

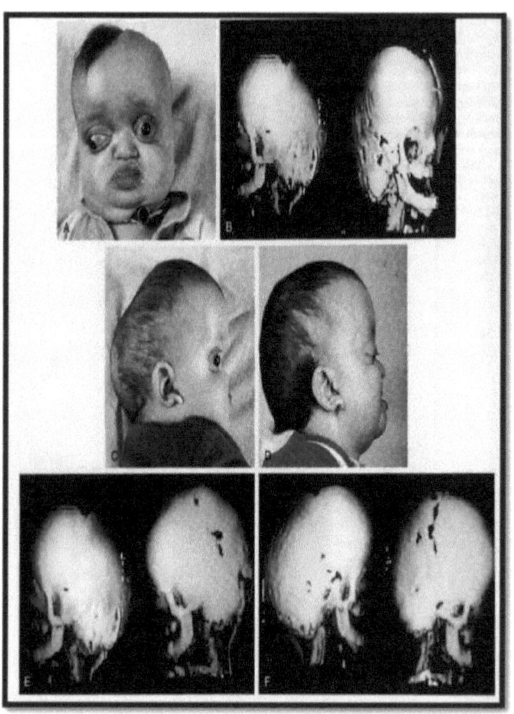

FIGURA 3-4. Um bebé que nasceu com uma forma grave de síndrome de Pfeiffer. Necessitou de traqueostomia e gastrostomia logo após o nascimento, e foi colocado um shunt ventrículo-peritoneal para controlo da hidrocefalia. Inicialmente, necessitou de descompressão da abóbada craniana posterior com remodelação para aumentar o volume intracraniano. Mais tarde, na infância, necessitará de avanço da abóbada craniana anterior e da face média. A, Vista frontal antes da cirurgia. B, Imagens de tomografia computadorizada tridimensional do esqueleto craniofacial antes da cirurgia. C, Vista de perfil antes da cirurgia. D, Vista de perfil após descompressão e remodelação da

abóbada craniana posterior. E e F, Comparação das reformatações tridimensionais de TAC (vista lateral esquerda e direita) antes e depois da reconstrução da abóbada craniana posterior.

4. Anomalias cranianas em folha de trevo

A aparência caraterística de trevo na cabeça de uma criança com a anomalia em folha de trevo (kleeblattschadel) é um achado consistente. A forma moderada a grave é caracterizada por deformidade marcada e desproporção simétrica do crânio e da face.[23]

Foi originalmente descrita por Holtermüller e Wiedmann em 1960 como sinostoses suturais múltiplas que produziam uma "forma de crânio em folha de trevo[1]". Em meados da década de 1970, Cohen percebeu que os crânios em folha de trevo são etiológica e patogeneticamente heterogéneos, e postulou que existiam vários mecanismos causais diferentes, qualquer um dos quais pode resultar num crânio em forma de folha de trevo. A evidência de vários mecanismos que causam o crânio em folha de trevo vem da variabilidade observada na apresentação das suturas calvárias, da base do crânio e do cérebro em casos relatados na literatura. Como um exemplo do espetro de achados, Witt, em 1988, apresentou um relato convincente de um paciente com um crânio em folha de trevo sem suturas sinostóticas. Para além disso, o relatório original de Holtermüller e Wiedemann e, mais recentemente, o de Alpers e Ed- wards, relataram crânios em folha de trevo presentes em combinação com osteo-hemangiomas invulgares. Em 1979, Aksu e Mietens tabularam 96 relatos publicados de pacientes com crânios em folha de trevo. Outros autores examinaram a base do crânio histologicamente e os ossos da calvária e da base do crânio grosseiramente na cirurgia e em pormenor na autópsia. Cohen tabulou as etiologias conhecidas e incertas da anomalia do crânio em folha de trevo e também salientou a tendência para muitas das crianças com crânio em folha de trevo serem diagnosticadas com síndrome de Crouzon. Cohen afirmou ainda que isso provavelmente representa uma classificação etiológica imprecisa, já que Stevenson e Saul, em sua tabulação completa, encontraram apenas 3 de 41 pacientes com crânio em folha de trevo (em seu

grupo de estudo) para ter a síndrome de Crouzon como base etiológica. Assim, a síndrome de Crouzon manifestada por um crânio em folha de trevo é menos frequente do que se pensava anteriormente.

Até que um marcador seja conhecido para a síndrome de Crouzon, um diagnóstico definitivo só pode ser feito na presença de uma história familiar e de achados físicos apropriados. Em muitos doentes, a etiologia do crânio em folha de trevo pode ser esclarecida com base no padrão global de anomalias, tanto cefálicas como extracefálicas. O diagnóstico de síndrome de Pfeiffer em um paciente com crânio em folha de trevo pode ser feito com base nas anomalias caraterísticas das extremidades, mas deve-se tomar cuidado para evitar o sobrediagnóstico, que pode ser enganoso e levar a conclusões injustificadas[24,25].

O espetro de malformações cerebrais observadas na presença de um crânio em folha de trevo foi clarificado por Cohen. A anomalia mais frequente do sistema nervoso central (SNC) é, de longe, a hidrocefalia. O mecanismo da hidrocefalia pode ser o comprometimento do fluxo venoso e o aumento da pressão venosa no seio sagital como consequência ou resultado da perturbação da circulação do líquido cefalorraquidiano (LCR) nos sulcos corticais. Qualquer um desses mecanismos é provavelmente o resultado do caraterístico anel craniano constritivo observado nos crânios em folha de trevo. Em teoria, poderia ser possível evitar o desenvolvimento de hidrocefalia libertando o anel craniano constritivo no início da vida. Cohen afirmou anteriormente que as anormalidades do SNC observadas em conjunto com crânios em folha de trevo incluem agenesia do corpo caloso; polimicrogiria; lissencefalia; ausência dos tratos e bulbos olfatórios; porencefalia com aplasia do fórnice, terceiro ventrículo, aqueduto e forame de Monro; e malformação de Arnold-Chiari com encefalocele occipital e sulcos profundos.

Cohen afirmou de forma convincente que esta variabilidade no crânio e no cérebro com a anomalia de cleblattschadel é sinónimo de heterogeneidade patogénica. Por esta razão, é difícil fazer generalizações sobre a história natural da malformação, o mecanismo envolvido na produção do crânio em folha de trevo e uma abordagem uniforme preferida para o momento e sequência da reconstrução[26,27].

UMA ABORDAGEM À GESTÃO DOS DOENTES

Todas as crianças que apresentem um crânio em folha de trevo devem ser submetidas a uma avaliação clínica e radiográfica interdisciplinar abrangente e precoce por uma equipa craniofacial experiente. O exame clínico inicial deve incluir consultas com um neurocirurgião, oftalmologista, cirurgião craniofacial/plástico, otorrinolaringologista, geneticista médico, pediatra e especialista em deglutição/fala, entre outros. Os exames radiológicos devem incluir uma tomografia computorizada (TC) de alta resolução (vistas axiais e coronais da calvária completa e da face) com reconstrução tridimensional da TC e uma ressonância magnética (RM) para clarificar as estruturas do cérebro. Uma avaliação endoscópica do trato respiratório superior e inferior e um estudo do sono com polissonografia multicanal e um estudo da deglutição são frequentemente úteis para avaliar os problemas das vias respiratórias e da alimentação.

Com base nas avaliações inicial e secundária, é formulado um plano de tratamento, que é depois modificado conforme indicado para a gestão dos problemas clínicos apresentados, incluindo os relacionados com as vias respiratórias e a respiração, a alimentação e o aumento de peso, a hidrocefalia e a função cerebral, a constrição da abóbada craniana que requer descompressão e reconstrução, as órbitas distópicas e a visão, e a face média hipoplásica e a má oclusão.

Gestão das vias aéreas

A hipoplasia e/ou subdesenvolvimento da face média é um fator primário que pode comprometer as vias respiratórias em crianças com anomalia craniana em folha de trevo. Isto pode restringir gravemente as passagens nasais, nasofaríngeas, orais e orofaríngeas, impedindo um fluxo de ar eficaz através do nariz e da boca. Embora seja provável que tenha um tamanho normal, o palato mole pode ser posicionado posterior e inferiormente em resultado da constrição esquelética. O palato mole tende a cobrir a base da língua como uma válvula em forma de "aba", que também é deslocada posteriormente devido ao espaço intra-oral limitado em que pode repousar. Estas realidades anatómicas têm um impacto importante nas funções de respiração e deglutição, tanto durante a vigília como durante o sono. A base do SNC para a apneia do sono observada também tem sido implicada em alguns pacientes e deve ser considerada como um fator agravante.

Lodge e colaboradores também demonstraram que as anomalias das vias aéreas inferiores podem contribuir significativamente para a insuficiência respiratória incipiente". A fusão dos anéis cartilaginosos traqueais produzindo um tubo cartilaginoso ininterrupto foi previamente relatada e confirmada em broncoscopia por Lodge e colegas num doente com crânio em folha de trevo.

Moore documentou que o uso criterioso de suporte não-cirúrgico intensivo e de curto prazo das vias aéreas (pressão positiva contínua nas vias aéreas), adenotonsilectomia e/ou uvulopalatofaringoplastia proporciona a manutenção segura e prolongada das vias aéreas em alguns pacientes. "No entanto, a necessidade de uma traqueostomia imediata para um controlo satisfatório das vias aéreas deve ser apreciada precocemente e concluída sem demora quando indicado. A manutenção de uma traqueostomia no recém-nascido ou na criança pequena não é isenta de morbidade e mortalidade, mas sua necessidade para alguns bebês nascidos com um crânio em forma de trevo e deficiência associada da face média deve ser reconhecida.

Gestão da alimentação

As crianças com comprometimento moderado a grave das vias aéreas necessitarão de apoio nutricional com alimentação nasogástrica ou colocação de uma sonda de gastrostomia. A capacidade das crianças afectadas para respirar eficientemente e para engolir adequadamente a nutrição sem aspiração pode estar comprometida. O estado de uma criança que se encontra num estado de equilíbrio negativo de azoto e que desenvolve pneumonia pode evoluir para dificuldade respiratória sem intervenção.

O reconhecimento precoce da necessidade de apoio nutricional para manter uma ingestão calórica aceitável, com a colocação de uma sonda de gastrostomia de alimentação aquando da traqueostomia, é muitas vezes fundamental para a vida. A gastrostomia de alimentação e a traqueostomia são geralmente removidas quando a criança tem 2 a 5 anos de idade.

Hidrocefalia A etiologia exacta da hidrocefalia com a anomalia craniana de Kleeblatt-Schadel permanece pouco clara. O comprometimento do fluxo venoso através de forames constritos e a pressão venosa elevada no seio sagital ou a perturbação da circulação do LCR nos sulcos corticais resultarão numa saída deficiente do fluido do LCR. A maioria das séries e relatos de casos da anomalia em folha de trevo registou hidrocefalia na altura da apresentação da criança, com a necessidade de colocação precoce de um shunt ventrículo-peritoneal.

Gestão da abóbada craniana

A anomalia craniana em folha de trevo é a única forma de disostose craniofacial que geralmente requer uma descompressão precoce e repetida da abóbada craniana para aumentar o volume intracraniano e permitir espaço suficiente para o cérebro em crescimento.

As osteotomias da abóbada craniana e da órbita superior para descompressão, numa primeira fase, são geralmente efectuadas entre os 3 e os 6 meses de idade, dependendo da gravidade da apresentação. Os segmentos ósseos são removidos para reconstruir as órbitas superiores e a base anterior do crânio e expandir o volume intracraniano anterior. Ao criar um volume craniano alargado com os segmentos de enxerto ósseo substituídos (fixos), o cérebro pode expandir-se mais livremente e os restantes defeitos abertos da abóbada craniana podem reossificar gradualmente.

Por volta dos 6 a 18 meses de idade, é geralmente necessária uma segunda descompressão da abóbada craniana". A colocação da criança em decúbito ventral na mesa do bloco operatório permite o acesso à abóbada craniana posterior, que está geralmente muito contraída e tem um volume da abóbada craniana posterior diminuído. A craniectomia da abóbada craniana posterior é complicada devido ao adelgaçamento da mesa interna da abóbada craniana com invaginação da dura-máter e do cérebro para as regiões reabsorvidas. A dura-máter é afinada e a sua separação da mesa interna do crânio pode resultar em lacerações durais. Os segmentos ósseos da abóbada craniana posterior removidos são reenquadrados e estabilizados com fixação interna para manter o ganho de volume na abóbada craniana posterior. Se a abóbada craniana posterior reconstruída não for fixada para manter o volume gerado, a reossificação numa forma achatada será o resultado provável. Algumas tentativas de controlar o processo de reossificação através da colocação de um capacete externo têm sido defendidas por alguns como uma alternativa à fixação interna.

Após a descompressão inicial da abóbada craniana, a criança é acompanhada em intervalos pela equipa craniofacial, com reavaliação pelo neurocirurgião, cirurgião craniofacial/plástico, otorrinolaringologista, neuro-oftalmologista pediátrico, especialista em desenvolvimento e especialista em fala e linguagem; são também realizadas tomografias computorizadas em intervalos para determinar se e quando é necessária uma descompressão adicional da abóbada craniana para manter um volume intracraniano adequado para o cérebro em desenvolvimento, evitando o aumento da pressão intracraniana. É também importante reavaliar o tratamento da hidrocefalia. Caso seja necessária uma descompressão adicional, a atenção é dirigida para a área mais afetada (abóbada craniana anterior - órbitas superiores vs. região da abóbada craniana posterior).[28,29,30]

SÍNDROMES CRANIOFACIAIS:

5. Disostose mandibulofacial (Síndrome de Treacher Collins-Franceschetti)

A síndrome da disostose mandibulofacial engloba um grupo de defeitos da cabeça e da face intimamente relacionados, muitas vezes de padrão hereditário ou familiar, seguindo uma forma irregular de transmissão dominante. Uma revisão histórica da doença foi feita por Pavsek, que, além de relatar um caso adicional, resumiu as falhas embriológicas das condições. A ocorrência da síndrome de Treacher Collins é da ordem de 1 em 25.000 a 1 em 50.000 nados vivos. A hereditariedade é autossómica dominante: homens e mulheres são igualmente afectados; a hereditariedade pode ser de um só progenitor; várias gerações são afectadas. O gene para a síndrome de Treacher Collins foi mapeado no cromossoma

5q32-q33.1.3[1],3[2] Foram analisadas mais de 50 famílias com síndrome de Treacher
Collins. O diagnóstico por ADN pode ser efectuado indiretamente por análise de
ligação numa família com mais de um membro afetado, com uma precisão superior
a 95% se os marcadores de ADN relevantes forem informativos na família.

Caraterísticas clínicas:

São reconhecidas grandes variações na expressão clínica desta síndrome,
desde uma forma completa e típica que manifesta todas as anomalias listadas abaixo
até formas incompletas, abortivas e atípicas. As manifestações clínicas importantes
da doença são:

- Fissuras palpebrais antimongolóides com coloboma da parte externa das
  pálpebras inferiores e deficiência das pestanas (e por vezes das pálpebras
  superiores).
- Hipoplasia dos ossos faciais, especialmente dos ossos malares e da
  mandíbula.
- Malformação do ouvido externo e, ocasionalmente, do ouvido médio e
  interno.
- Macrostomia, palato alto (por vezes fendido) e posição anormal e má
  oclusão dos dentes.
- Fístulas cegas entre os ângulos das orelhas e os ângulos da boca.
- Crescimento atípico de pêlos sob a forma de um processo em forma de
  língua da linha do cabelo que se estende em direção às bochechas.
- Outras anomalias como fendas faciais e deformações esqueléticas. Os rostos

caraterísticos dos doentes foram frequentemente descritos como sendo de natureza semelhante a uma ave ou a um peixe [9].

Pensa-se que o síndroma resulta de um atraso ou falha na diferenciação do mesoderma maxilar na fase embrionária de 50 mm ou depois. O facto de os dentes do maxilar superior não serem normalmente afectados, e estarem normalmente presentes na sexta semana, é mais uma prova de atraso ou paragem da diferenciação durante ou após o segundo mês de vida fetal. O primeiro arco visceral do mesoderma visceral também avança secundariamente para formar a mandíbula e, mais uma vez, o atraso ocorre na mesma base. Uma doença que por vezes tem sido confundida com a disostose mandibulofacial, devido a certas caraterísticas clínicas comuns, é a microssomia hemifacial (também conhecida como displasia oculoauriculovertebral ou síndroma de Goldenhar). No entanto, a microssomia hemifacial é esporádica na grande maioria dos casos, embora tenham sido registados casos familiares. Para além disso, tal como o nome indica, esta doença é unilateral e tem sido sugerido que está relacionada com uma anomalia no fornecimento vascular da cabeça. Foi discutida em pormenor por Gorlin e seus colaboradores. Caraterísticas radiográficas. Como Pavsek apontou, os corpos de ambos os ossos malares tendem a ser grosseira e simetricamente subdesenvolvidos na disostose mandibulofacial. Pode haver agenesia dos ossos malares com não fusão dos arcos zigomáticos, bem como ausência dos ossos palatinos. A fenda palatina pode ser visível na radiografia. Existe normalmente hipogénese e, por vezes, agenesia da mandíbula. Os seios paranasais são grosseiramente subdesenvolvidos. Os ossículos auditivos estão frequentemente ausentes, e a cóclea e o aparelho vestibular podem ser deficientes. A abóbada craniana é normal na maioria dos casos[33,34,35].

Tratamento e prognóstico: Não existe tratamento para esta doença, mas o prognóstico é bom, com a maioria dos doentes a viver uma vida normal.[36]

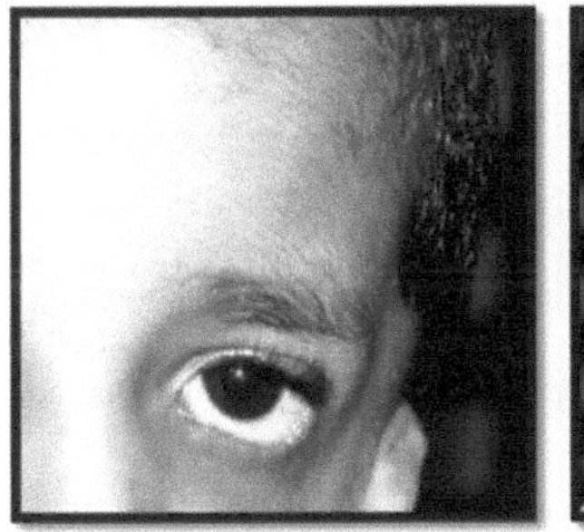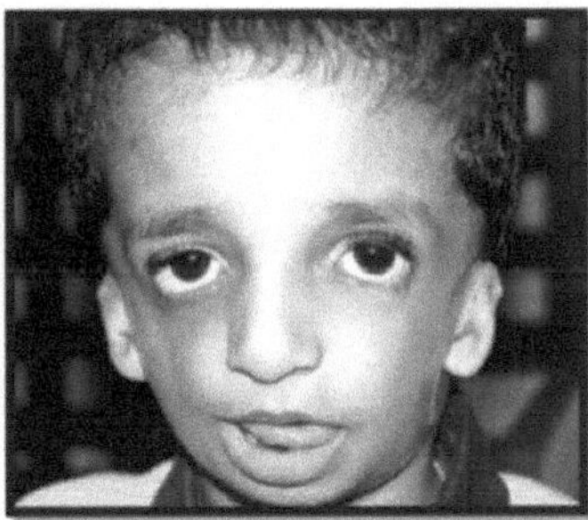

Figura 3-5. Disostose mandibulofacial. (Cortesia do Dr. SM Balaji, Balaji Dental and Craniofacial Hospital, Chennai)

6. MICROSSOMIA HEMIFACIAL

A microssomia hemifacial é uma malformação craniofacial que resulta num grau variável de hipoplasia das estruturas do primeiro e segundo arcos branquiais e do placode nasal. A hipoplasia congénita é geralmente unilateral, enquanto que em 5% a 15% dos pacientes ocorre envolvimento bilateral (assimétrico). O termo microssomia hemifacial foi utilizado pela primeira vez por Gorlin e Pindborg no início dos anos 60, embora os primeiros casos registados possam ter sido os de Canton em 1861 e Von Arlt em 1881. Muitos termos têm sido usados para esta malformação, indicando o amplo espetro de anomalias observadas e enfatizadas por autores de várias disciplinas. A malformação tem sido conhecida como microssomia hemifacial, microssomia craniofacial, displasia oculoauriculovertebral, síndrome de Goldenhar, síndrome do primeiro e segundo arco branquial, displasia facial lateral, disostose oto-mandibular unilateral e complexo de malformação facioauriculovertebral[37,38,39]

Embora não existam critérios de diagnóstico mínimos consensuais, o fenótipo facial é caraterístico quando estão presentes manifestações suficientes. Na maioria dos doentes, a microtia ou outras anomalias auriculares ou pré-auriculares (marcas pré-auriculares nas fossas sinusais) podem apresentar a manifestação mais ligeira. O envolvimento nem sempre se limita às estruturas faciais. Podem também ocorrer anomalias cardíacas, renais, esqueléticas adicionais e outras anomalias mais invulgares. A síndrome de Goldenhar é um exemplo de uma variante frequentemente observada com quistos dermoides epibulbares e envolvimento da coluna cervical.[40]

PADRÃO DE HERANÇA

A ocorrência da microssomia hemifacial foi estimada entre 1/3500 e 1/26.550 nados-vivos.

Cohen sugere que a prevalência à nascença é provavelmente de cerca de 1/5600 nados vivos. Os doentes com síndrome de Goldenhar, que se pode dizer que ocupam um extremo de um espetro de expressão da microssomia hemifacial, constituem apenas cerca de 10% dos doentes com . Poswillo, utilizando um modelo animal, mostrou que a rutura vascular precoce com formação de hematoma em expansão no útero resultava na destruição de tecidos diferenciados na região da orelha e da mandíbula, 102-104 O grau de destruição local parecia estar relacionado com a gravidade do dano tecidual causado pelo hematoma. A constelação de anomalias observadas na microssomia hemifacial sugere uma origem em torno de 30 a 45 dias de gestação.

Foram observadas malformações do primeiro e segundo arcos branquiais semelhantes à microssomia hemifacial em bebés nascidos de mulheres grávidas expostas à talidomida e à primidona. A administração de isotretinoína (Accutane) também pode lesionar as células da crista neural e impedir o seu desenvolvimento normal, resultando em hipoplasia hemifacial semelhante à observada na microssomia hemifacial. Está documentado que a exposição aguda ao etanol durante a embriogénese (transformação da blástula em gástrula) pode induzir um desenvolvimento facial assimétrico. Além disso, várias anomalias cromossómicas têm sido associadas à microssomia hemifacial. A discordância em gémeos monozigóticos tem sido relatada com frequência. Raramente, a concordância com expressão variável tem sido documentada em gémeos monozigóticos. 10% A raridade de relatos de concordância da malformação em gémeos apoia a sugestão de que a condição é esporádica na maioria das famílias. Foram observados casos familiares com expressividade variável. Globalmente, o risco empírico de recorrência é da ordem dos 2% a 3%, mas com 1% a 2% dos casos a sugerir um padrão de hereditariedade autossómico dominante. A malformação da microssomia hemifacial deve ser considerada como um complexo de sintomas inespecíficos que é

etiológica e patogeneticamente heterogénea. A variabilidade extrema da expressão é o achado caraterístico.

DISMORFOLOGIA

Tecidos moles

As deficiências dos tecidos moles na microssomia hemifacial ocorrem em quatro regiões clínicas dentro do primeiro e segundo arcos branquiais, incluindo (1) o ouvido externo; (2) as estruturas anexas das pálpebras; (3) os tecidos moles da bochecha pré-auricular e (4) a fossa temporal. A extensão da hipoplasia dentro do envelope de tecidos moles nem sempre está relacionada com o envolvimento esquelético.

Os tecidos moles de cada região que podem ser deficientes e dismórficos incluem a maior parte do tecido cutâneo e subcutâneo, os músculos da mastigação e da expressão facial e os nervos cranianos.

As marcas de pele são pequenos restos vestigiais de tecido epitelial que se encontram geralmente na fenda entre a primeira e a segunda arcada. As marcas de pele estão frequentemente associadas a pequenos restos cartilaginosos encontrados no tecido subcutâneo. Os tractos sinusais podem formar quistos de inclusão ou resultar em infeção se estiverem obstruídos.

A macrostomia é uma fenda ou falha de fusão dos processos maxilar e mandibular, que são derivados do placode nasal (da prega cefálica) e do primeiro arco branquial, respetivamente. Isto resulta numa fenda do músculo orbicularis oris, da pele sobrejacente e da mucosa subjacente, diretamente através da comissura oral.

De acordo com a investigação de Kane e colaboradores, na microssomia hemifacial , a extensão da hipoplasia de músculos específicos da mastigação prevê a extensão da displasia da sua origem e inserção óssea. Se o músculo temporal for hipoplásico, estará presente uma deficiência do processo coronoide. Quando o músculo masseter é hipoplásico, o ângulo goníaco será deficiente. Quando o músculo pterigoide lateral é deficiente, a cabeça do côndilo é deficiente ou ausente. A espessura dos tecidos moles da região pré-auricular e da bochecha e a área de superfície da pele estão geralmente relacionadas com as deficiências esqueléticas.

Pode também ocorrer anoftalmia clínica ou microftalmia. Os colobomas da íris ou das pálpebras com ausência de pestanas são um achado frequente". A ptose da pálpebra superior com estreitamento da fissura palpebral é frequentemente observada. Os quistos dermoides epibulbares são encontrados em cerca de 35% dos doentes. Aparecem como massas ovóides sólidas, amareladas ou branco-rosadas, variando em tamanho de uma cabeça de alfinete a 8 a 10 mm de diâmetro. Ocorrem mais frequentemente no quadrante inferotemporal do limbo. A superfície é geralmente lisa e frequentemente apresenta pêlos finos. Podem ocorrer em qualquer ponto do globo ou da órbita e podem ser móveis ou fixos na derme. Os quistos dermoides epibulbares unilaterais são observados em 50% dos doentes. Podem ocorrer lesões múltiplas em cada olho". Ocasionalmente, a visão é prejudicada pela invasão do acesso pupilar ou pela infiltração lipídica da córnea.

As anomalias do ouvido externo são um achado consistente e variam de anotia a um ouvido ligeiramente dismórfico. Farkas e James não conseguiram demonstrar uma relação direta entre o grau de microtia e a extensão da deformidade esquelética.

Região maxilomandibular

Como resultado de vários graus de hipoplasia das estruturas esqueléticas dentro do primeiro e segundo arcos branquiais, as dimensões anteroposterior, transversal e vertical da face são alteradas principalmente no lado afetado e secundariamente no lado não afetado. Isso é especialmente verdadeiro na região maxilomandibular. Polley e colaboradores realizaram um estudo cefalométrico radiográfico longitudinal da região maxilofacial na microssomia hemifacial. Vinte e seis pacientes foram incluídos no estudo e foram

acompanhados longitudinalmente. Cinco pacientes (19%) apresentavam deformidade mandibular grau I de Pruzansky, 14 (54%) apresentavam deformidade grau II de Pruzansky e 7 (27%) apresentavam deformidade grau III de Pruzansky. A idade média na altura dos registos cefalométricos iniciais para todos os doentes era de 3,5 anos (variação de 0,7 a 9,2 anos) e a idade média na altura dos registos cefalométricos finais era de 16,7 anos (variação de 10,1 a 22,5 anos). Polley e colegas puderam documentar a extensão da hipoplasia maxilomandibular inicialmente observada no lado afetado e qualquer alteração na simetria facial ao longo do tempo. Os resultados do seu estudo indicaram que a assimetria esquelética mandibular na microssomia hemifacial não era de natureza progressiva e que o crescimento do lado afetado da face nos seus pacientes era paralelo ao do lado não afetado.

Região cranio-orbitozigomática

Um grau variável de hipoplasia do complexo zigomático presente no momento do nascimento é um achado frequente. O efeito de ondulação da hipoplasia zigomática é visto clinicamente como distopia orbital; hipoplasia maxilar; deficiência da fossa glenoide; e deficiência do aspeto escamoso do osso temporal. Devido à natureza assimétrica da deformidade, uma avaliação quantitativa do crescimento esquelético da face superior tem sido difícil de documentar radiograficamente.

POTENCIAL DE CRESCIMENTO FACIAL NA MICROSSOMIA HEMIFACIAL

O potencial de crescimento facial longitudinal em uma criança nascida com microssomia hemifacial é uma variável importante no processo de tomada de decisão sobre o momento e as técnicas de reconstrução. Uma consideração adicional fundamental na reconstrução maxilofacial do paciente com microssomia hemifacial é a integridade da fossa glenoide-côndilo-ramo ascendente da mandíbula. Até recentemente, não existiam dados objectivos sobre o padrão de crescimento facial a longo prazo na microssomia hemifacial. Muitos autores especularam que um potencial de crescimento mandibular reduzido na microssomia hemifacial leva à deficiência maxilar vertical observada no lado ipsilateral, com canting progressivo do plano oclusal, bem como a um aumento adicional da assimetria mandibular[41,42].

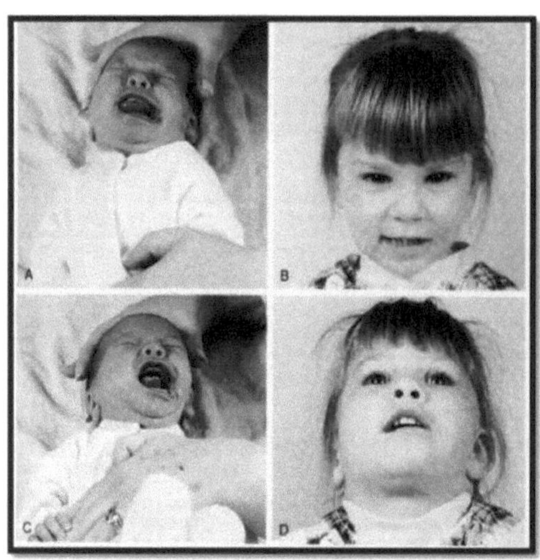

FIGURA 3-6. Um recém-nascido com microssomia hemifacial, incluindo macrostomia da comissura oral esquerda. Ela é mostrada antes e 1 ano após a correção da macrostomia. A, Vista frontal antes da cirurgia. B. Vista frontal após a reconstrução. C. Vista do olho de minhoca antes da cirurgia. D. Vista do olho do verme após a reconstrução. (De Posnick JC: Microssomia hemifacial: Avaliação e estadiamento da reconstrução. J Oral Maxillofac Surg 56:639, 1998).

7. Síndrome de Binder

Em 1939, Noyes descreveu pela primeira vez um paciente cuja face era caracterizada por uma ponta nasal plana e uma base maxilar-nasal retruída". Ele não reconheceu este facto como uma entidade única em relação a outras formas conhecidas de retrusão maxilar. Só em 1962 é que Von Binder reconheceu uma forma específica de hipoplasia nasomaxilar, atualmente designada por síndrome de Binder. Ele descreveu os achados físicos, que incluíam hipoplasia nasomaxilar, um lábio convexo, um nariz vertical (curto) , um ângulo frontonasal plano, uma espinha nasal anterior ausente, mucosa nasal limitada e seios frontais hipoplásicos. Binder postulou que a hipoplasia se devia a uma perturbação do centro de indução prosencefálico numa fase crítica do desenvolvimento. As anomalias associadas são principalmente as da coluna cervical, afectando o atlas e o eixo, mas sem sequelas clínicas conhecidas. Foi relatada recorrência familiar e a hereditariedade pode ocorrer como um traço autossómico recessivo com penetrância incompleta. A síndrome também pode ter um carácter limiar com um fundo geneticamente multifatorial."

Os achados físicos da síndrome de Binder resultam de hipoplasia (depressão) do assoalho nasal anterior (fossa praenasalis) e hipoplasia maxilar simétrica localizada das regiões do rebordo piriforme. Quando se observa o complexo nariz-lábio superior do ponto de vista do olho de minhoca, as variações típicas do normal incluem uma junção retraída da columela-lábio, uma falta de alargamento triangular normal na base nasal, uma junção perpendicular entre a asa e a bochecha, uma ponta nasal superior convexa com um filtro largo e pouco profundo, narinas em forma de crescente sem uma soleira distinta, uma ponta nasal baixa e plana e um arco de cupido esticado e pouco profundo. As caraterísticas marcantes do perfil do nariz incluem o encurtamento vertical, a falta de projeção da ponta, o achatamento peri-alar e um ângulo nasolabial agudo. Quando se observa a oclusão, o paciente não tratado terá proclinação dos incisivos superiores, incisivos laterais "peg" e uma tendência de mordida aberta anterior classe III de Angle[43].

Explicações antropométricas para esses achados foram sugeridas pela primeira vez por Zuckerkandl em 1882, quando ele descreveu uma anomalia no assoalho nasal anterior na qual a crista normal que separa o assoalho nasal da face anterior da maxila estava ausente. Em vez disso, uma pequena fossa, a fossa praenasalis, constituía a abertura piriforme. Outros pesquisadores apontaram que a pré-maxila em brancos normais não é incorporada ao arco superior. Isto resulta numa proeminência (projeção) da base do nariz. Em contraste, quando a pré-maxila (palato primário) não é incorporada na arcada (por exemplo, em primatas superiores, certos grupos raciais, pessoas com síndrome de Binder e pacientes com fenda labial bilateral), há um achatamento da região pré-maxilar e da base do nariz.

Na tentativa de reconstruir as deformidades observadas na síndrome de Binder, os cirurgiões sugeriram um espetro de procedimentos, incluindo osteotomia Le Fort I, osteotomia Le Fort II, uma combinação de osteotomias Le Fort I e II, alinhamento ortodôntico compensatório dos dentes e aumento do piriforme e do rebordo infra-orbital. As opções de reconstrução nasal sugeridas têm sido numerosas, desde enxertos ósseos e cartilagíneos autógenos e homogéneos que se estendem pela columela e sobre o dorso, desde o rádix até à ponta. Também foram relatados procedimentos e técnicas de aumento da cartilagem septal e da mucosa e da pele nasal externa (alongamento da columela).

Um grau de hipoplasia da pré-maxila e da região da ponta nasal é um achado consistente na síndrome de Binder.[44]

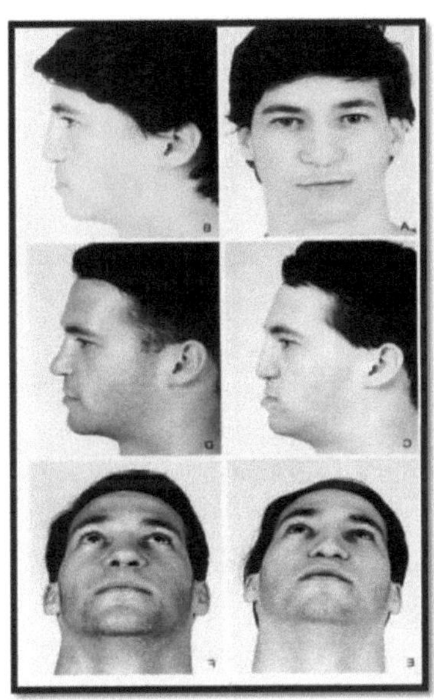

FIGURA 3-7. Um rapaz de 17 anos, portador da síndrome de Binder, foi submetido a tratamento ortodôntico (extracções do primeiro pré-molar superior), cirurgia ortognática (osteotomia Le Fort I com avanço horizontal) e reconstrução nasal (enxerto ilíaco corticocancelo). A estabilização foi realizada com miniplacas e microplacas e parafusos. A., Vista frontal aos 10 anos de idade. B, Vista de perfil aos 10 anos de idade. C. Vista de perfil antes da cirurgia. D. Vista de perfil após a reconstrução. E, Vista do olho de minhoca antes da cirurgia. F. Vista do olho do verme após a reconstrução.

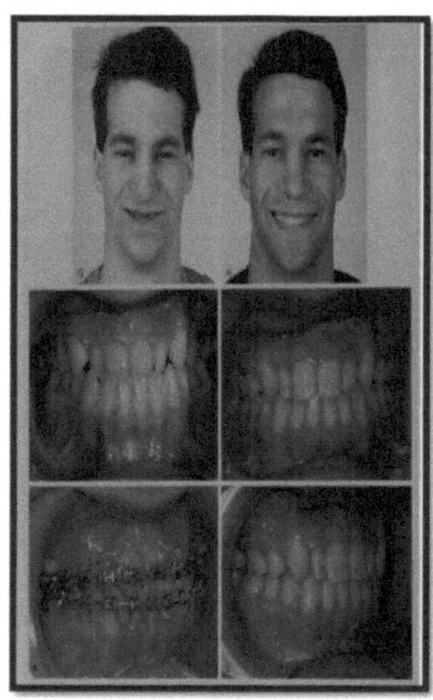

FIGURA 3-8 Continuação. G. Vista frontal com sorriso antes da cirurgia. H. Vista frontal com sorriso após a reconstrução. I, Vista oclusal antes da cirurgia. J. Vista oclusal após a reconstrução. K. Vista oclusal oblíqua antes da cirurgia. L. Vista oclusal oblíqua após a reconstrução.

<u>INVESTIGAÇÕES E AVALIAÇÃO PRÉ-CIRÚRGICAS</u>

Diagnosis and treatment planning	
Phase I	Assemble the database Synthesize the problem list Diagnosis Team conference
Phase II	Interdisciplinary problem list Dentofacial problems in order of priority Possible solutions Tentative treatment plan Patient/team conference Definitive plan
Phase III	Preparatory therapy- endodontic, periodontics, prosthetics, etc. Definitive orthodontic- surgical treatment Continuous team monitoring, re-evaluation interaction, modifying the therapy
Phase IV	Maintenance

PLANEAMENTO DO TRATAMENTO EM CIRURGIA ORTOGNÁTICA

- Avaliação do invólucro de tecido mole subjacente

- Avaliação do esqueleto facial superior

- Avaliação de unidades estéticas faciais únicas (discretas)

- Avaliação para DTM e amplitude de movimento mandibular atual

- Avaliação da coluna cervical e da atual amplitude de movimentos do pescoço

- Avaliação do esqueleto facial inferior

- Avaliação das necessidades globais de reabilitação dentária

- Avaliar a posição da linha média dentária maxilar em relação à face superior (orientação em Yaw)

- Avaliar a existência de qualquer cant Maxillary com referência à face superior

  (orientação do rolo)

- Avaliar a posição vertical preferida da coroa do incisivo maxilar em relação à face superior

- Avaliar a posição horizontal preferida da coroa do incisivo maxilar em relação à face superior

- Avaliar a posição horizontal preferida da coroa do incisivo maxilar em relação à face superior

- Avaliar a morfologia de base do queixo: Antecipar a posição do pogónio após o reposicionamento da mandíbula e os potenciais benefícios de uma genioplastia óssea

- Avaliar a morfologia de base da borda piriforme/chão do nariz/espinha nasal anterior: Antecipar a localização de cada um deles após o reposicionamento da maxila.

<u>GESTÃO CIRÚRGICA</u>

1. Síndrome de CROUZAN

Tratamento da deformidade total do terço médio da face na infância

O tipo de osteotomias selecionadas para tratar a deficiência/deformidade da "face média total" e a displasia residual da abóbada craniana deve depender da extensão e localização da morfologia apresentada e não de uma abordagem universal fixa da malformação da face média". A seleção de um monobloco (com ou sem segmentação orbital adicional), bipartição facial (com ou sem osteotomias segmentares orbitais adicionais) ou osteotomia Le Fort III para tratar as deficiências/deformidades básicas horizontais, transversais e verticais da face média num doente com síndrome de Crouzon depende da morfologia da face média e da abóbada craniana anterior. A dismorfologia observada depende não só da malformação original, mas também dos procedimentos anteriores efectuados e dos efeitos do desenvolvimento esquelético em curso.

Se o rebordo supraorbital (incluindo as sobrancelhas sobrejacentes) estiver bem posicionado quando visto do plano sagital e a profundidade das órbitas superiores for adequada, o terço médio da face e a testa tiverem um arco de rotação normal no plano transversal e a raiz do nariz tiver uma largura normal (hipertelorismo orbital mínimo), não há necessidade de reconstruir mais esta região. Nestes doentes, a deformidade residual básica do terço superior da face média situa-se na metade inferior das órbitas, no contraforte zigomático e na maxila, e pode ser tratada eficazmente com uma osteotomia extracraniana Le Fort III.

Se o rebordo supraorbital e a base anterior do crânio permanecerem deficientes no plano sagital, juntamente com as zigomas, o nariz, as órbitas inferiores e a maxila, então está indicada uma osteotomia em monobloco. Nestes pacientes, a testa é geralmente plana e retruída e também necessitará de remodelação e avanço. Se houver hipertelorismo orbital e achatamento do terço médio da face com perda da curvatura facial normal, a unidade monobloco é dividida verticalmente na linha média (bipartição facial), uma cunha de osso infra-orbital (nasal e etmoidal) é removida e as órbitas são reposicionadas medialmente, enquanto a arcada posterior da maxila é alargada (isto raramente é necessário na síndrome de Crouzon). Quando é efectuada uma osteotomia monobloco ou bipartição facial como procedimento básico, pode também ser necessária uma segmentação adicional das órbitas superior e lateral para reconstrução, a fim de normalizar a morfologia das unidades estéticas orbitais completas.

Na maioria dos casos, ocorrerá um erro de julgamento se o cirurgião tentar ajustar simultaneamente as órbitas e idealizar a oclusão usando a osteotomia Le Fort III, monobloco ou bipartição facial isoladamente, sem completar uma osteotomia Le Fort I separada. O grau de deficiência horizontal observado nas órbitas e na dentição maxilar raramente é uniforme. Esta segmentação adicional do complexo do terço médio da face ao nível de Le Fort I é necessária para restabelecer as proporções normais. Se não for efectuada uma separação Le Fort I do complexo total da face média e se o cirurgião tentar obter uma sobremordida positiva e um overjet nos dentes incisivos, o enoftalmo será uma complicação frequente. A osteotomia Le Fort I não é geralmente efectuada aquando do procedimento do "terço médio total da face". Esta deve aguardar a maturidade esquelética e depois ser combinada com o tratamento ortodôntico.

Um grande problema específico da osteotomia Le Fort III, quando as suas indicações são menos do que ideais, é a criação de degraus irregulares nos rebordos orbitais laterais. Isto ocorre mesmo quando se efectua um avanço moderado. Estes degraus são pouco atractivos e são visíveis para o observador casual à distância de uma conversa, sendo muitas vezes impossível modificá-los eficazmente mais tarde. Outro problema com a osteotomia Le Fort III é a dificuldade em avaliar a profundidade orbital ideal. Um resultado frequente é a proptose residual ou o enoftalmo. A correção simultânea do hipertelorismo orbital ou a correção de um problema de arco de rotação do meio da face não é possível com o procedimento Le Fort III[45,46,47].

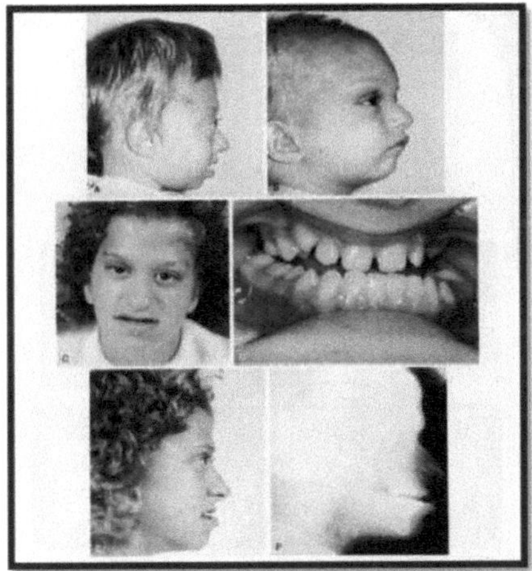

FIGURA 5-1. Uma rapariga de 14 anos, com síndrome de Crouzon, foi submetida a uma libertação de sutura coronal bilateral aos 3 meses de idade. A craniotomia adicional e a remodelação da abóbada craniana foram

concluídas quando ela tinha 9 meses de idade. Aos 2 anos de idade, foi submetida a uma osteotomia Le Fort III (face média) e a um procedimento de avanço da testa através de uma abordagem intracraniana. Apresentou-se a mim aos 14 anos de idade com deformidade residual para a qual foi submetida a osteotomias simultâneas da abóbada craniana anterior, monobloco, Le Fort I e queixo com remodelação e reposicionamento tridimensional. A, Vista de perfil com 1 ano de idade. B, Vista de perfil aos 2 anos de idade após osteotomia Le Fort III. C, Vista frontal aos 14 anos de idade. D, Vista oclusal aos 14 anos de idade. E, Vista de perfil antes da cirurgia, F, Radiografia cefalométrica lateral antes da cirurgia.

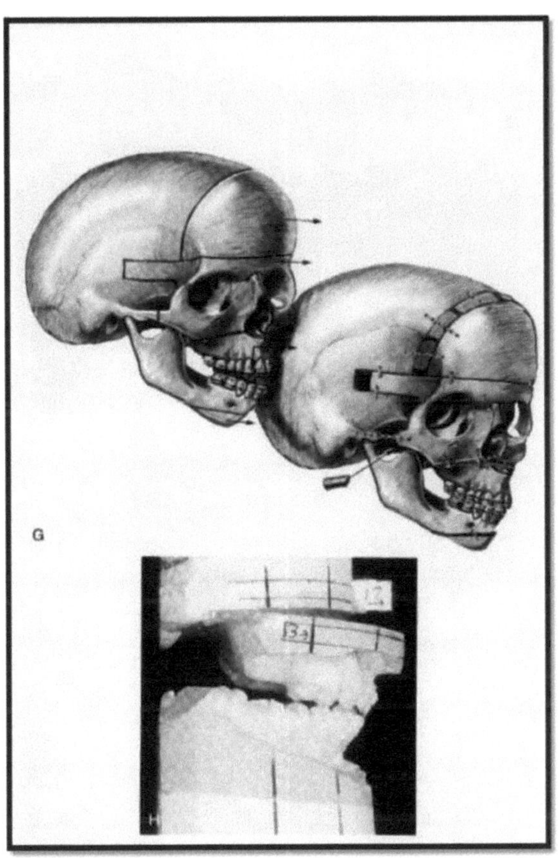

FIGURA 5-1 Continuação. G, Ilustração da abóbada craniana anterior planeada, monobloco, Le Fort I, e osteotomias do queixo. H, Moldes dentários articulados após a reconstrução do modelo, indicando que é necessário um avanço de 17 mm a nível oclusal. A quantidade de avanço necessária ao nível do rebordo supraorbital foi de apenas 12 mm.

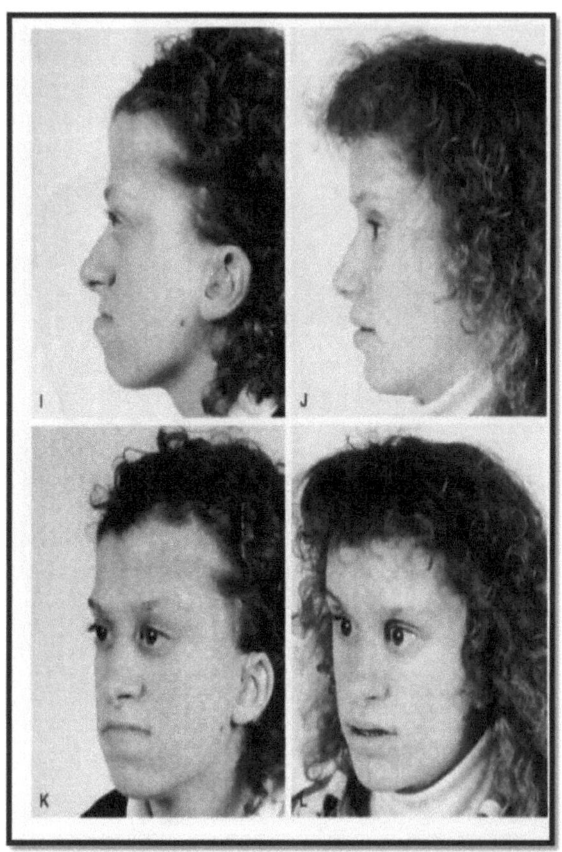

FIGURA 5-1 Continuação. I, Vista de perfil antes da cirurgia. J. Vista de perfil após a reconstrução. K. Vista oblíqua antes da cirurgia. L., Vista oblíqua após a reconstrução .

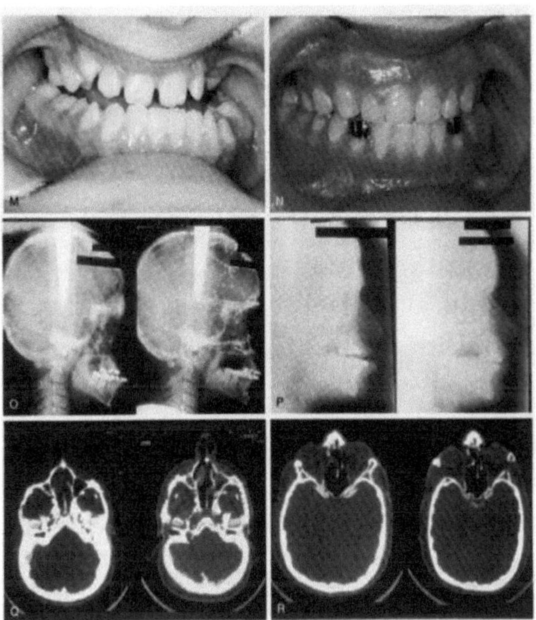

FIGURA 5-1 Continuação. M, Vista oclusal antes da cirurgia. N. Vista oclusal após a reconstrução. O, Comparação das radiografias cefalométricas laterais antes e depois da reconstrução. P. Comparação das radiografias cefalométricas laterais dos tecidos moles antes e depois da reconstrução. Q. Comparação dos cortes axiais de TC através dos arcos zigomáticos antes e depois da reconstrução. R, Comparação dos cortes axiais de TC através das midorbitas antes e depois da reconstrução. (De Posnick JC: Craniossinostose: Tratamento cirúrgico da deformidade do terço médio da face. Em Bell WH (ed): Orthognathic and Reconstructive Surgery, vol 3. Filadélfia, WB Saunders, 1992, p 1888).

2. SÍNDROME DE APERTO

Tratamento da deformidade total do terço médio da face na infância

O tipo e a extensão das osteotomias selecionadas para tratar a deficiência e/ou deformidade "total da face média" e a displasia residual da abóbada craniana na criança com síndrome de Apert devem depender da morfologia apresentada pelo doente e não de uma abordagem universal fixa ao problema da face média.

A seleção de uma osteotomia em monobloco, bipartição facial ou Le Fort III (com ou sem segmentação orbital adicional) para tratar as deficiências/deformidades horizontais, transversais e verticais da face superior e média num doente com síndrome de Apert dependerá da morfologia da face média e da abóbada craniana anterior.

Várias caraterísticas morfológicas da face média na síndrome de Apert geralmente tornam as osteotomias Le Fort III e monobloco ineficazes se o objetivo for normalizar as estruturas faciais.[48,49] Não só a face média é horizontalmente retrusiva, transversalmente larga através das órbitas e zigomas, e constrita na largura do arco maxilar, mas também o arco transversal de rotação da face média é côncavo em vez de convexo. Para realizar a normalização tridimensional das órbitas e zigomas quando esta dismorfologia é documentada, é necessária uma bipartição facial. Isto permite a correção da largura orbital e zigomática alargada, do arco de rotação da face média e da retrusão horizontal. A face média hipertelórica plana com olhos proptóticos também é melhor corrigida com esta abordagem. Superiormente, a abóbada craniana anterior removida é segmentada e remodelada, enquanto inferiormente a largura da arcada maxilar é alargada e avançada horizontalmente.

Ocorrerá um erro de julgamento se o cirurgião tentar idealizar a oclusão (alcançar um overjet e overbite normais) no momento do avanço "total do terço médio da face", a menos que seja efectuada uma segmentação separada ao nível de Le Fort I com avanço diferencial. Isto deve-se ao facto de os graus de deficiência horizontal nas órbitas médias e ao nível da dentição maxilar raramente serem uniformes. A segmentação adicional do complexo do terço médio da face ao nível de Le Fort I é necessária para restabelecer as proporções normais ao nível da oclusão, enquanto a bipartição facial estabelece as proporções normais ao nível das órbitas. A osteotomia Le Fort I geralmente não é realizada no momento do procedimento do "terço médio total da face". O procedimento do "terço médio da face" é realizado para normalizar as órbitas, não a oclusão; isto aguardará a maturidade esquelética, altura em que os procedimentos ortognáticos mais rotineiros (por exemplo, osteotomia Le Fort I, genioplastia osteoplástica e osteotomias mandibulares) são combinados com o tratamento ortodôntico.

A reconstrução final da displasia cranioorbitozigomática na síndrome de Apert pode ser efectuada entre os 5 e os 7 anos de idade (de preferência mais perto dos últimos) e após a erupção dos primeiros molares superiores permanentes e dos dentes incisivos centrais. Nesta altura, a abóbada craniana e as órbitas atingem normalmente cerca de 85% do seu tamanho adulto. Quando o procedimento básico de "face média total" e abóbada craniana final é realizado após esta idade, os objectivos reconstrutivos são aproximar as dimensões adultas na região crânio-orbitozigomática, com a expetativa de um resultado estável após a cicatrização. Considerações psicossociais também apoiam o período de 7 anos de idade para o procedimento básico (total) da face média e da abóbada craniana final.[50] Ao esperar até depois da erupção dos primeiros molares permanentes superiores, há menos potencial para danos aos dentes posteriores em desenvolvimento. A cirurgia ortognática de rotina será necessária no momento da maturidade esquelética para alcançar uma oclusão ideal, perfil facial e sorriso.

Gestão da deformidade da mandíbula e da má oclusão residual em adolescentes Embora a mandíbula tenha um potencial de crescimento básico normal na síndrome de Apert, é provável que desenvolva deformidades secundárias devido à postura de boca aberta durante o crescimento e o desenvolvimento. Uma má oclusão de classe III de Angle com mordida aberta anterior devido à hipoplasia maxilar também resultará. A lesão dos botões dos dentes molares pode ter ocorrido na altura da osteotomia total anterior do terço médio da face. Caso contrário, podem ser necessárias extracções de bicúspides para acomodar a dentição sobre o rebordo alveolar hipoplásico. É necessária uma osteotomia Le Fort I para permitir o avanço horizontal, o alargamento transversal e o ajuste vertical, em combinação com uma genioplastia osteoplástica para reduzir verticalmente e avançar horizontalmente o queixo, muitas vezes combinada com osteotomias sagitais bilaterais da mandíbula. A cirurgia reconstrutiva ortognática é realizada em conjunto com o tratamento ortodôntico planeado para ser concluído na altura da maturidade esquelética precoce (aproximadamente 13 a 15 anos nas raparigas e 15 a 17 anos nos rapazes).

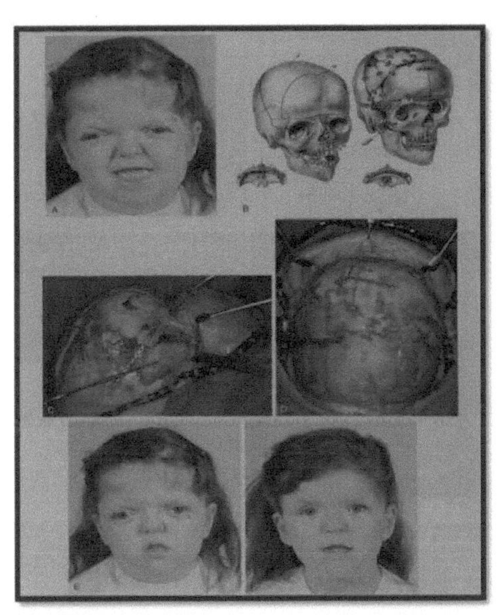

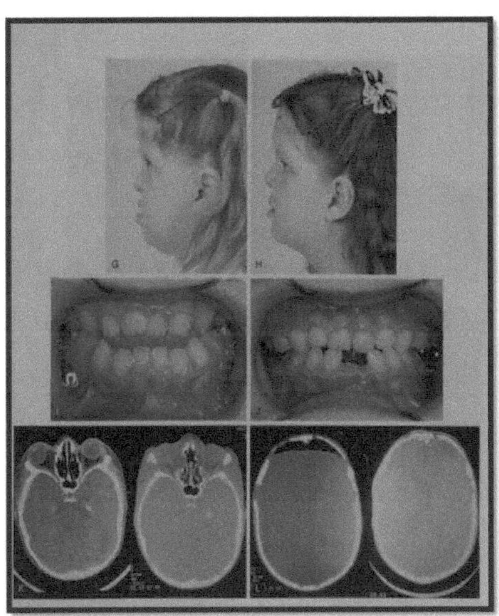

FIGURA 5-2. Uma menina de 5 anos com síndrome de Apert que foi submetida

a descompressão e remodelação da testa/órbita superior aos 6 meses de idade. Apresentou-nos depois uma deformidade residual que exigiu osteotomias da abóbada craniana e da bipartição facial com remodelação. Ela precisará de cirurgia ortognática e tratamento ortodôntico mais tarde, na adolescência, para completar sua reconstrução.

A. Vista frontal antes da cirurgia. B, Ilustração da morfologia craniofacial pré-operatória e das osteotomias e remodelações planeadas e concluídas. A estabilização foi realizada com enxertos ósseos cranianos e fixação com miniplacas. C, Vista lateral intraoperatória da abóbada craniana e órbitas através de incisão coronal após o remodelamento. D. Vista panorâmica da abóbada craniana após osteotomias e remodelação e fixação dos segmentos ósseos. E, Vista frontal antes da cirurgia. F. Vista frontal 2 anos após a reconstrução. G, Vista de perfil antes da cirurgia. H, Vista de perfil 2 anos após a reconstrução. 1, Vista oclusal antes da cirurgia. J. Vista oclusal 6 meses após a reconstrução. K. Comparação de cortes axiais de tomografia computadorizada através das órbitas médias antes e depois da reconstrução, demonstrando melhora no hipertelorismo orbital e na profundidade orbital e diminuição da proptose ocular. L. Cortes axiais padrão de tomografia computadorizada através da abóbada craniana uma semana após a bipartição facial (observe o espaço morto na região retrofrontal) e, após um ano, observe que o espaço morto retrofrontal inicial foi resolvido pela expansão cerebral. (De Posnick JC: Disostose craniofacial: Estadiamento da gestão da reconstrução da deformidade da face média: Craniofacial disorders.

Neurosurg Clin North Am 2:683, 1991).

3. SÍNDROME DE PFEIFFER

Tratamento da deformidade total do terço médio da face na infância

Apesar de um procedimento cranio-orbital bem sucedido na primeira fase, realizado mais cedo na vida, quando o doente com síndrome de Pfeiffer apresenta hipoplasia do terço médio da face, é necessário um avanço "total" do terço médio da face e a gestão da displasia residual da abóbada craniana para completar a reconstrução. Geralmente, é necessária uma osteotomia frontofacial (monobloco) com avanço horizontal e a necessidade de segmentação adicional das órbitas para normalizar a dismorfologia. Quando se considera que o grau de hipertelorismo orbital é clinicamente significativo, procede-se à bipartição do monobloco (bipartição facial) com remoção do excesso de osso nasal e etmoidal, combinada com o alargamento da largura da arcada maxilar. A curvatura da face média (quando vista no plano transversal) também pode ser ajustada conforme necessário através das osteotomias da bipartição facial. Alguns pacientes apresentam uma testa e órbitas superiores essencialmente normais, mas com deficiência do terço médio da face, para os quais a osteotomia Le Fort III permitirá um tratamento satisfatório da deformidade residual[51,52].

O procedimento da face superior e média pode ser gerido eficazmente a partir dos 5 a 7 anos de idade, uma vez que a abóbada craniana e as órbitas terão atingido aproximadamente 75% a 85% do seu tamanho adulto na maioria das crianças. Quando o procedimento é efectuado aos 7 anos de idade ou depois, os resultados de reconstrução na região crânio-orbitária devem ser estáveis, uma vez que a cicatrização tenha ocorrido". As considerações psicossociais são uma variável importante a ter em conta ao selecionar o período de tempo para o procedimento eletivo da face superior e média.

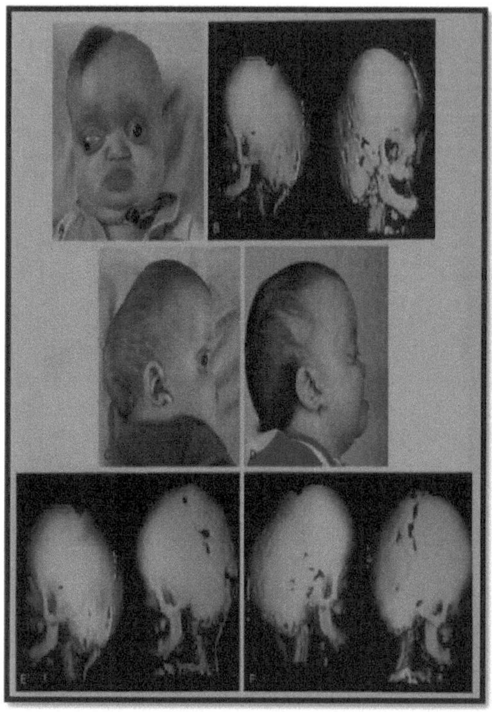

FIGURA 5-3. Um bebé que nasceu com uma forma grave de síndrome de Pfeiffer. Necessitou de traqueostomia e gastrostomia logo após o nascimento, e foi colocado um shunt ventrículo-peritoneal para controlo da hidrocefalia. Inicialmente, necessitou de descompressão da abóbada craniana posterior com remodelação para aumentar o volume intracraniano. Mais tarde, na infância, necessitará de avanço da abóbada craniana anterior e da face média. A, Vista

frontal antes da cirurgia. B, Imagens de tomografia computadorizada tridimensional do esqueleto craniofacial antes da cirurgia. C. Vista de perfil antes da cirurgia. D. Vista de perfil após descompressão e remodelação da abóbada craniana posterior. E e F. Comparação das reformatações tridimensionais da TAC (vista lateral esquerda e direita) antes e depois da reconstrução da abóbada craniana posterior,

4. CRÂNIO EM FOLHA DE TREVO

A gestão da proptose, a prevenção da herniação do globo, a proteção das córneas e a preservação da visão útil continuam a ser um desafio na anomalia do crânio em folha de trevo. As tarsorrafias laterais temporárias são frequentemente úteis para a proteção a curto prazo dos globos. O procedimento inicial da abóbada craniana e da órbita superior terá um efeito aditivo com as tarsorrefias laterais, proporcionando a proteção necessária da córnea e limitando a herniação do globo na maioria dos doentes. A criação de uma profundidade orbital adequada para conter totalmente os globos não será possível até que o procedimento de osteotomia em monobloco (com avanço) seja efectuado mais tarde na infância.[53]

Embora alguns autores completem o procedimento de "face média total" durante o primeiro ano de vida, eu prefiro adiar a cirurgia definitiva da órbita e da face média até que a criança tenha 4 a 6 anos de idade.

Quando a criança atinge este nível de maturidade visceral e craniana, um procedimento eficaz do terço médio da face e da abóbada craniana anterior pode ser efectuado através de uma abordagem intracraniana com relativa segurança. As osteotomias de bipartição monobloco/facial, em combinação com a segmentação adicional dos rebordos lateral e supraorbital para expansão e reconstrução, oferecem a melhor oportunidade para normalizar as órbitas e a abóbada craniana anterior. Uma vez normalizada a posição básica da face média, o fluxo de ar nasal melhora e a dependência da traqueostomia e da sonda de gastrostomia para alimentação diminui. Um procedimento Le Fort III raramente é uma forma eficaz de resolver a deformidade orbital e do terço médio da face, porque a dismorfologia apresentada não é compatível com a localização da osteotomia Le Fort III.

Quando a osteotomia em monobloco e a reconstrução da abóbada craniana são efectuadas na criança com crânio em folha de trevo antes dos 6 ou 7 anos de idade, deve ser antecipada a necessidade de mais refinamentos na face superior no início da adolescência.[54]

Como parte da reconstrução faseada, a necessidade de tratamento ortodôntico combinado com cirurgia ortognática, incluindo osteotomia Le Fort I, osteotomias de divisão sagital bilateral na mandíbula e osteoplastia genioplástica, deve ser antecipada e planeada na altura da maturidade esquelética precoce (13 a 16 anos).

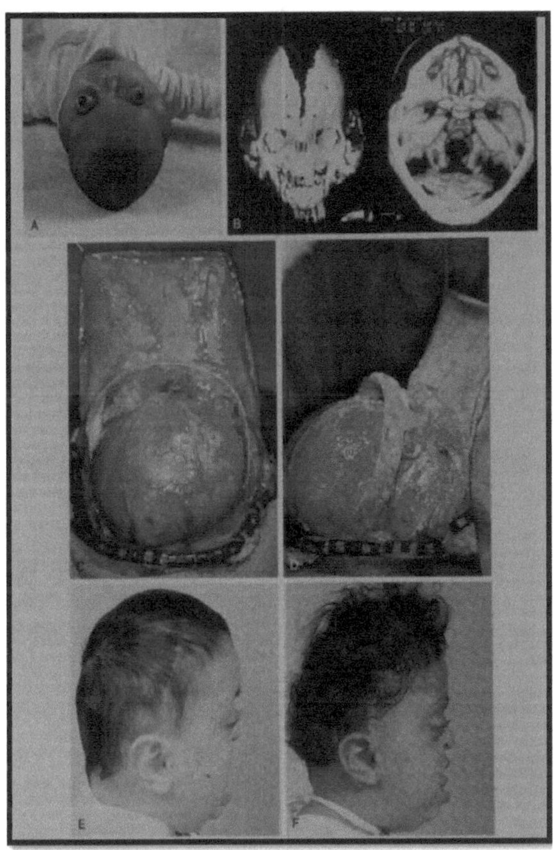

FIGURA 5-4. Uma criança com uma forma grave de anomalia craniana em folha de trevo. Aos 10 meses de idade, foi submetida a uma descompressão da abóbada craniana e da órbita superior, com remodelação, numa primeira fase. Foi então necessário efetuar uma derivação ventrículo-peritoneal para tratar a hidrocefalia. Aos 3½ anos de idade, foi efectuada uma descompressão da abóbada craniana posterior com remodelação para aumentar o volume intracraniano. Aos 4% de idade, foram efectuadas osteotomias da bipartição

facial combinadas com remodelação da abóbada craniana anterior. Após o procedimento da abóbada craniana e da bipartição facial , o fluxo de ar nasal melhorou e foi possível remover o tubo de traqueostomia. A remodelação da abóbada craniana expandiu o volume intracraniano, proporcionando mais espaço para o cérebro. O avanço da face média melhorou a proptose e a capacidade de mastigar e articular a fala. Como parte da reconstrução faseada, ela necessitará de cirurgia ortognática combinada com tratamento ortodôntico na altura da maturidade esquelética precoce. A, Vista frontal aos 10 meses de idade. B. Imagens de tomografia computadorizada craniofacial aos 10 meses de idade. C. Vista intra-operatória em "olho de pássaro" aos 10 meses de idade após craniotomia e remoção das órbitas superiores, seguida da construção de um "bandeau" com 3 cm de avanço. D. Vista lateral intra-operatória com o "bandeau" colocado. E, Vista de perfil aos 21% anos de idade. F. Vista de perfil aos 3% anos de idade com a órbita posterior achatada

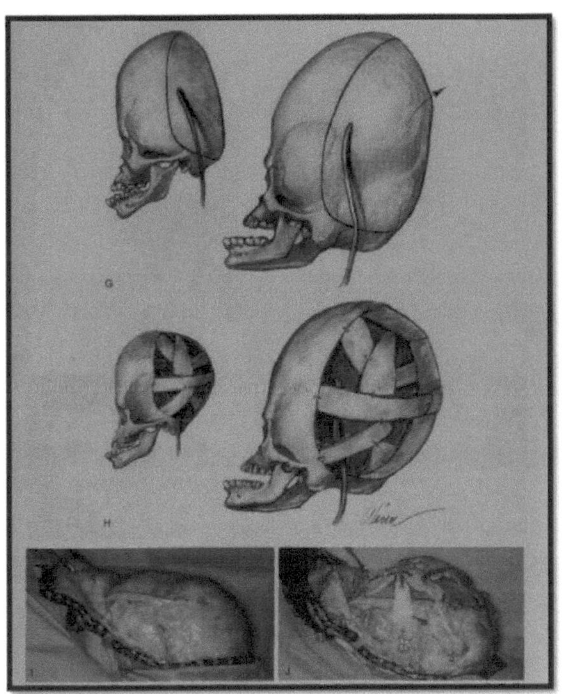

FIGURA 5-4 Continuação. G, Ilustração da abóbada craniana posterior achatada. Note o shunt ventrículo-peritoneal no lugar. H. Ilustração da proposta de remodelação da abóbada craniana. /, Vista lateral intra-operatória (paciente em posição prona) antes da craniotomia. J, Vista intra-operatória da abóbada craniana posterior após craniotomia e remodelação e fixação dos segmentos ósseos com miniplacas e parafusos. O shunt ventrículo-peritoneal permanece intacto e profundo à reconstrução do crânio.

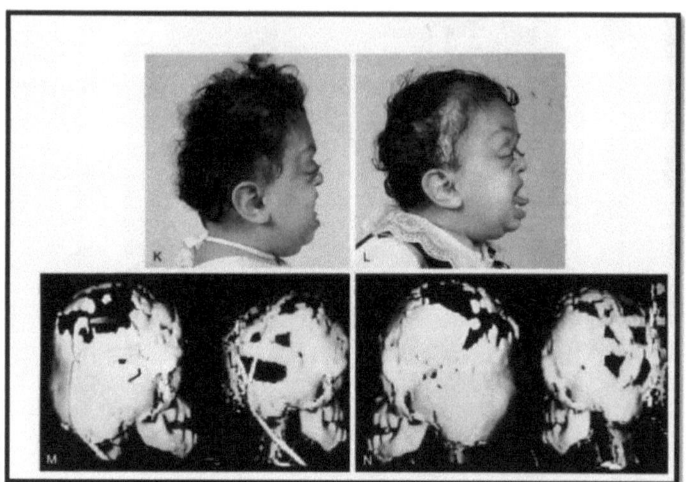

FIGURA 5-4 Continuação. K. Vista de perfil aos 3% anos de idade com abóbada craniana posterior plana. L, Vista de perfil 2 semanas após a reconstrução da abóbada craniana posterior. Mand N. Comparação de vistas tridimensionais de tomografia computadorizada antes e logo após a remodelação da abóbada craniana posterior.

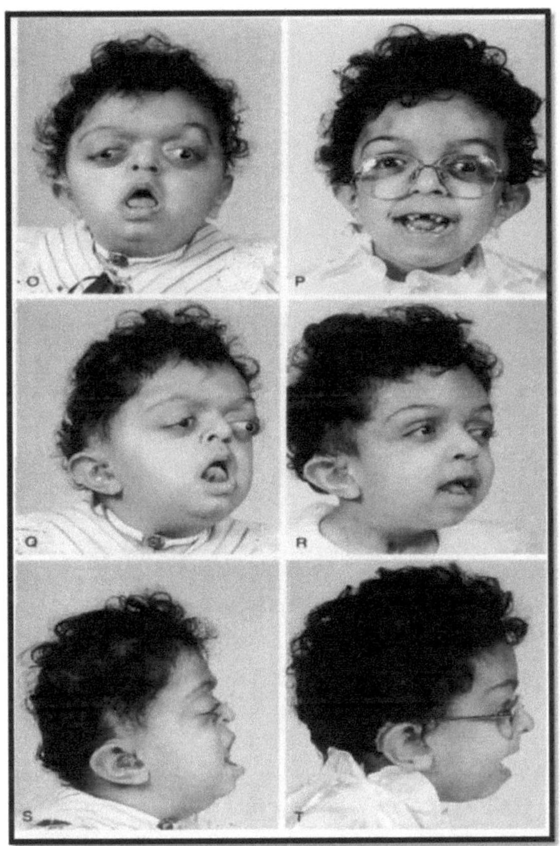

FIGURA 5-4 Continuação. O, Vista frontal aos 4 anos de idade antes da bipartição facial. P. Vista frontal 6 meses após ostcotomias da bipartição facial com remodelação e avanço. Q. Vista oblíqua antes do procedimento. R. Vista oblíqua após a reconstrução da bipartição facial. S. Vista de perfil antes do procedimento. T, Vista de perfil após a reconstrução da bipartição facial. A ilustração continua na página seguinte

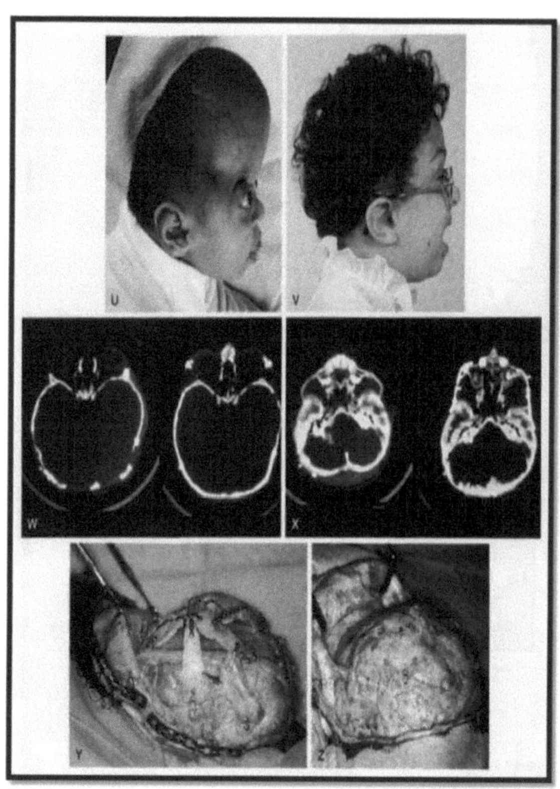

FIGURA 5-4 Continuação. U, Vista de perfil logo após o nascimento. V. Vista de perfil após a reconstrução. W, Comparação dos cortes axiais de TC através das órbitas médias antes e depois da reconstrução. X. Comparação dos cortes axiais de TC através dos arcos zigomáticos antes e depois da reconstrução. Y, Vista intra-operatória aquando da remodelação da abóbada craniana posterior. Z. Vista intra-operatória 1 ano mais tarde aquando da bipartição facial. Note-se a vista da abóbada craniana posterior com o shunt ventrículo-peritoneal intacto. O osso da abóbada craniana posterior cicatrizado cresceu

à volta das placas e parafusos sem inibição. (De Posnick JC: As síndromes de disostose craniofacial: Gestão secundária de distúrbios craniofaciais. Clin Plast Surg 24:429. 1997.)

5. SÍNDROME DE TREACHER COLLINS

Reconstrução maxilomandibular

A primeira consideração no momento e na técnica de reconstrução da mandíbula é definir se a deformidade mandibular da ATM é ou não do tipo I, IIIIA, IIB ou III, de acordo com os critérios de Kaban e colegas (como definido acima). As deformidades mandibulares do tipo I, IIA e IIB, na minha opinião, não requerem nem beneficiam da construção do ramo ascendente da ATM. Nestes pacientes, a função adequada da ATM e a forma do ramo ascendente do côndilo estão presentes para permitir a reconstrução mandibular através de osteotomias padrão do ramo com preservação da "ATM funcional".

As caraterísticas dismorfológicas básicas do complexo maxilomandibular que necessitam de reconstrução são a alteração da altura facial (aumento da altura facial anterior inferior e diminuição da altura facial posterior); a deficiência horizontal da mandíbula; e a displasia do mento (aumento do comprimento vertical e retrusão horizontal). Estas malformações resultam numa rotação excessiva do plano oclusal no sentido dos ponteiros do relógio e numa má oclusão de mordida aberta anterior classe II de Angle, que devem ser corrigidas para restaurar o equilíbrio facial[55,56,57].

Os resultados estéticos mais favoráveis são geralmente alcançados em doentes submetidos a cirurgia reconstrutiva dos maxilares na altura da maturidade esquelética precoce (em média, entre os 13 e os 15 anos nas raparigas e entre os 15 e os 16 anos nos rapazes) e quando realizada em combinação com um tratamento ortodôntico eficaz. As extracções de primeiros pré-molares mandibulares e, eventualmente, maxilares são geralmente necessárias para desfazer ortodonticamente o apinhamento dentário e normalizar a inclinação dos dentes incisivos, em preparação para o reposicionamento estético dos maxilares. Embora as deformidades mandibulares do tipo I e IIA sejam melhor reconstruídas na altura da maturidade esquelética precoce (13 a 16 anos) através de osteotomias do ramo sagital da mandíbula em combinação com uma ostcotomia Le Fort I e uma genioplastia osteoplástica, as deformidades do tipo IIB podem ser suficientemente graves para que a família, uma vez plenamente informada e instruída, decida avançar com a reconstrução mandibular na primeira fase, quer através de osteotomias intra-orais do ramo sagital com reposicionamento imediato, quer através de osteotomias do ramo e osteodistração gradual da mandíbula com alongamento ao longo de vários meses. Serão necessários mais refinamentos tecnológicos para que as técnicas de osteodistracção ofereçam resultados fiáveis e superiores aos atualmente obtidos através de osteotomias convencionais. Quando um procedimento mandibular de primeiro estágio é realizado na dentição mista para o paciente com deformidade tipo IIB, a necessidade de osteotomias mandibulares adicionais, em conjunto com uma osteotomia Le Fort I e uma genioplastia osteoplástica, deve ser antecipada no momento da maturidade esquelética. A crença de que um procedimento isolado de "alongamento" mandibular realizado na infância resolverá a deformidade maxilofacial seria ingénua.

A deformidade tipo III da fossa glenoide e do ramo ascendente do côndilo requer a construção cirúrgica das partes congenitamente ausentes. As osteotomias por si só, com o reposicionamento imediato ou a distração gradual dos segmentos esqueléticos, não são adequadas. A construção da fossa glenoide é melhor efectuada como parte da reconstrução zigomática e orbital (ver reconstrução zigomático-orbital). Para a deformidade de tipo III, a reconstrução mandibular de primeira fase com um enxerto costocondral continua a ser a melhor alternativa. Na operação, a mandíbula distal é reposicionada anteriormente e mantida no lugar por fixação intermaxilar através de uma tala acrílica interoclusal pré-fabricada que fixa a maxila. A mandíbula proximal de cada lado é então construída com um enxerto costocondral autógeno. A fixação do enxerto de costela à mandíbula nativa (distal) é efectuada com uma miniplaca estendida do enxerto para a frente ao longo do bordo inferior do corpo da mandíbula de cada lado. A colocação e a fixação do enxerto são efectuadas através de uma incisão extra-oral (Risdon) no pescoço. É preferível evitar incisões intra-orais e dissecção durante este procedimento para minimizar a incidência de infeção com subsequente perda do enxerto ou anquilose da ATM.

A reconstrução mandibular de primeiro estágio para a deformidade tipo III é geralmente realizada quando a criança tem entre 6 e 10 anos de idade, preferencialmente após a erupção dos primeiros molares permanentes. 12 Infelizmente, a reconstrução mandibular no primeiro estágio não proporcionará uma resolução da deformidade mandibular a longo prazo. Problemas com o crescimento excessivo, insuficiente e assimétrico do enxerto costocondral, bem como infeção e anquilose da ATM, continuam a atormentar o cirurgião reconstrutivo. A cirurgia ortognática definitiva do maxilar superior, do maxilar inferior e do queixo será necessária mais tarde, na altura da maturidade esquelética precoce.

O raciocínio para adiar a correção da deformidade ortognática até à altura da maturidade esquelética precoce (13 a 16 anos de idade) é o mesmo que para os pacientes com deformidades ortognáticas de outras síndromes, fendas labiopalatinas, ou deformidades dentofaciais mais comuns. As razões pelas quais a cirurgia mandibular na dentição mista.

Geralmente, não é preferido (1) para evitar lesões na dentição permanente em desenvolvimento e nos nervos alveolares inferiores; (2) para evitar cicatrizes esqueléticas e de tecidos moles que possam limitar o resultado funcional e estético a longo prazo que pode ser alcançado na altura da maturidade esquelética; (3) evitar as complicações perioperatórias (vias respiratórias e cardiopulmonares) associadas a uma anestesia geral adicional; (4) limitar as dificuldades de cooperação pós-operatória e as memórias psicossociais negativas que podem ocorrer quando este procedimento é realizado na infância; e (5) evitar a deformação iatrogénica da mandíbula que contribuiria para a dismorfologia mandibular global.

Além disso, a cirurgia segura no maxilar superior e no mento não é possível devido à posição dos dentes em desenvolvimento e ao potencial de induzir restrições de crescimento. O alinhamento ortodôntico dos dentes na dentição mista é incompleto, e a colocação cirúrgica a longo prazo do maxilar inferior para garantir a oclusão ideal é imprevisível.

Em pacientes com síndrome de Treacher Collins, será necessária uma osteotomia Le Fort I para corrigir as deformidades verticais, horizontais e transversais da maxila. O plano oclusal beneficia invariavelmente de uma rotação no sentido contrário ao dos ponteiros do relógio. A intrusão da maxila anterior é geralmente necessária para estabelecer uma relação mais normal entre o lábio superior e os dentes (durante o sorriso e em repouso) e para idealizar a inclinação dos incisivos. A altura maxilar posterior pode necessitar de extrusão ou permanecer numa posição neutra , dependendo da extensão da rotação anti-horária necessária para alcançar um avanço horizontal adequado da mandíbula e do queixo (ponto "B") e para normalizar as alturas faciais anterior e posterior. Para a mandíbula tipo I, IIA ou IIB, uma osteotomia intra-oral sagital dividida bilateral (SSO) é, na minha opinião, o procedimento preferido para o ramo, porque permite um avanço horizontal efetivo da mandíbula e a rotação no sentido anti-horário. A estabilização em cada local da osteotomia mandibular é realizada com uma miniplaca e parafusos e um enxerto ósseo autógeno corticocancelo (ilíaco) interposto, quando necessário. Para a mandíbula construída com enxerto de costela tipo III, também é preferível uma SSO na região do ramo. É efectuada uma osteotomia oblíqua do mento para encurtar verticalmente e avançar horizontalmente o segmento distal do mento. A estabilização do mento é efectuada com miniplacas e parafusos.

Rosen, em 1993, documentou a estabilidade cefalométrica a longo prazo da "rotação do plano oclusal no sentido anti-horário" dos maxilares superior e inferior para melhorar a estética facial em pacientes com micrognatia mandibular". As osteotomias maxilares de nível superior (i.e., Le Fort II ou III) e outras formas de osteotomias do ramo mandibular ("C" ou "L" invertido), não são, na minha opinião, nem tecnicamente úteis nem esteticamente vantajosas.[58]

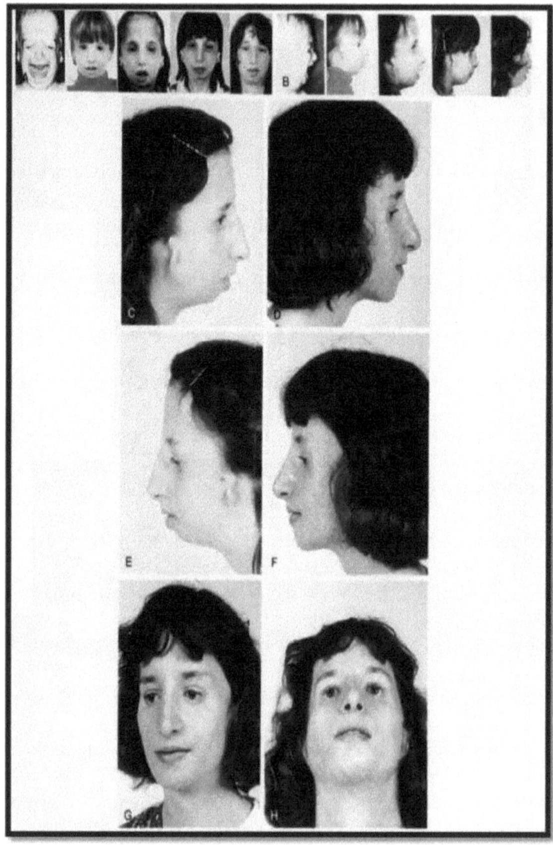

FIGURA 5-5. Paciente mostrando os estigmas da síndrome de Treacher Collins. Aos 17 anos de idade, foi-me encaminhada e concordou com uma reconstrução faseada de três procedimentos. O tratamento ortodôntico pré-

operatório inicial incluiu a extração dos primeiros pré-molares inferiores e a retração dos incisivos para remover as compensações dentárias. A cirurgia ortognática incluiu uma osteotomia Le Fort I (rotação anti-horária), osteotomias sagitais bilaterais da mandíbula (avanço e rotação anti-horária) e uma genioplastia osteoplástica (redução vertical e avanço). A estabilização foi efectuada com miniplacas e parafusos. Foi também submetida a uma reconstrução da maçã do rosto com enxertos ósseos autógenos cranianos fixos dc espessura total. Seguiu-se um procedimento de septorrinoplastia (abordagem aberta) para fratura dos ossos nasais, redução da corcunda dorsal e remodelação da ponta, incluindo redução da cartilagem, sutura e enxerto septal A. Vistas longitudinais de toda a face da paciente sem intervenção terapêutica. B, Vistas longitudinais de perfil do paciente sem intervenção de tratamento. C, Vista de perfil direita antes da cirurgia. D. Vista de perfil direita após a reconstrução. E, Vista do perfil esquerdo antes da cirurgia. F, Vista do perfil esquerdo após a reconstrução. G e H. Vista oblíqua e em olho de minhoca 3 anos após a reconstrução.

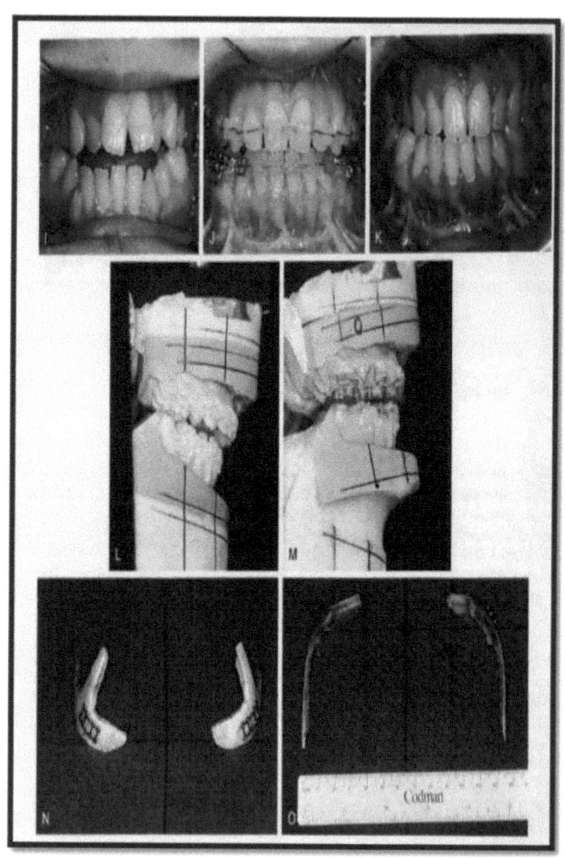

FIGURA 5-5 Continuação. I, Vista oclusal antes do tratamento. J. Vista oclusal no início da reconstrução. K, Vista oclusal 3 anos após a reconstrução, indicando um grau ligeiro de recidiva maxilar, mas com uma oclusão estável. L. Moldes dentários articulados antes da cirurgia. M. Moldes dentários articulados após a cirurgia do modelo. N, Vista frontal dos enxertos cranianos autógenos trabalhados. O, Vista aérea de enxertos cranianos de espessura total trabalhados.

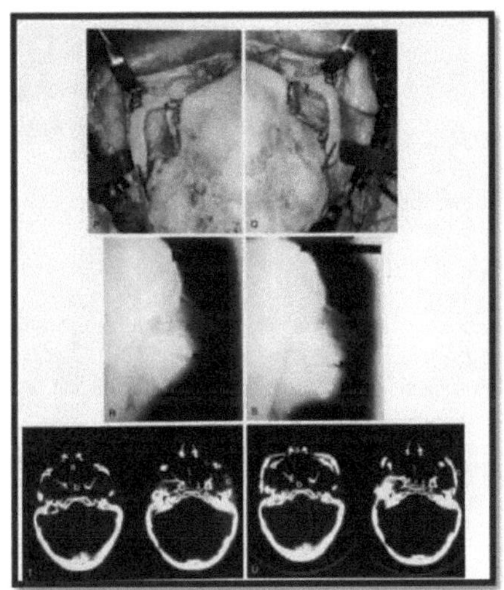

FIGURA 5-5 Continuação. P e Q, Enxertos cranianos artesanais inseridos em defeitos zigomáticos e estabilizados com microplacas e parafusos.

Avanço dos músculos temporais (hipoplásicos). R, Radiografia cefalométrica lateral antes da cirurgia. S. Radiografia cefalométrica lateral

após a reconstrução. T. Cortes axiais consecutivos de TC após cirurgia ortognática e antes da reconstrução malar, mostrando a medição de

hipoplásico (a) distância do contraforte interzigomático, (b) distância do arco interzigomático e (c) comprimento do arco zigomático. U, TC axial consecutiva

imagens do paciente após a reconstrução malar mostrando a medição da (a) distância interzigomática do contraforte, (b) distância interzigomática do arco

e (c) comprimento do arco zigomático. (De Posnick JC, Goldstein JA, Waitzman A: Correção cirúrgica da deficiência malar de Treacher Collins:

Análise quantitativa por tomografia computorizada dos resultados a longo prazo. Plast Reconstr Surg 92:12,

1993.)

6. MICROSSOMIA HEMIFACIAL

Reconstrução maxilomandibular

A consideração mais importante na seleção do momento e das técnicas para a reconstrução maxilomandibular no paciente com microssomia hemifacial é compreender a anatomia da ATM-mandibular do paciente. A classificação de Kaban e colaboradores da deformidade da ATM-mandibular (tipo I, IIA, IIB ou III) é clinicamente útil e facilita a comunicação. As deformidades mandibulares do tipo I, IIA e IIB (como definidas por mim anteriormente) não requerem a remoção da estrutura da ATM "no local" com a construção de uma nova estrutura artificial. Nesses pacientes, a função adequada da ATM e a morfologia do ramo ascendente do côndilo permitem a reconstrução mandibular através de uma osteotomia do ramo, com desmontagem e reconstrução imediata para alterar o comprimento e a forma da mandíbula com a preservação da ATM "em funcionamento"[59].

No paciente com microssomia hemifacial, a assimetria maxilomandibular básica e a dismorfologia que requerem reconstrução incluem altura facial alterada (altura facial posterior diminuída no lado ipsilateral), deficiência horizontal (no lado ipsilateral) e displasia do mento (tanto vertical quanto horizontal). Estas malformações resultam frequentemente em inclinação do plano oclusal; desvio das linhas médias maxilar, mandibular e do mento para fora da linha média facial; má oclusão anterior de mordida aberta de classe II de Angle; e deslocação do ângulo goníaco rudimentar (ipsilateral) medial e anteriormente.

De facto, os resultados estéticos mais favoráveis são geralmente alcançados em pacientes que se submetem a cirurgia reconstrutiva dos maxilares na idade da maturidade esquelética ou perto dela (tão cedo quanto 13 a 15 anos nas raparigas e 15 a 16 anos nos rapazes), particularmente quando realizada em combinação com um tratamento ortodôntico eficaz.[60] Podem ser necessárias extracções para desfazer ortodonticamente o apinhamento dentário e para normalizar a inclinação dos dentes incisivos em preparação para o reposicionamento dos maxilares.

As deformidades mandibulares de tipo I e IIA são melhor reconstruídas na altura da maturidade esquelética (entre os 13 e os 16 anos de idade) através de osteotomias do ramo da mandíbula divididas sagitalmente em combinação com uma osteotomia Le Fort I e uma genioplastia osteoplástica. Isto representa uma cirurgia ortognática simples e só raramente requer enxertos ósseos. Outros clínicos recomendaram outras opções de tratamento.

As deformidades do tipo IIB podem ser suficientemente graves para que, por razões psicossociais, a família, uma vez plenamente informada e instruída, decida avançar com a reconstrução mandibular na primeira fase, quando a criança se encontra na fase de detenção mista (6 a 12 anos de idade).[61] As opções para a reconstrução mandibular na primeira fase da deformidade do tipo IIB incluem a osteotomia intra-oral sagital split-ramus da mandíbula com reposicionamento imediato ou uma osteotomia intra-oral do ramo com técnicas de osteodistracção (alongamento) gradual realizadas ao longo de vários meses. Idealmente, a opção selecionada (ou seja, osteotomias convencionais vs. osteodistração) deve basear-se nos resultados morfológicos tridimensionais alcançáveis e nas diferenças de morbilidade perioperatória. Atualmente, a opção pela técnica de "distração" requer pelo menos dois anestésicos gerais e resulta em cicatrizes faciais imprevisíveis e numa remodelação morfológica tridimensional menos controlada da mandíbula.[62]

A necessidade de transfusão sanguínea e/ou de enxertos ósseos para completar a reconstrução quando se utiliza uma destas duas técnicas (isto é, osteotomia convencional vs. osteodistração) não se mostrou diferente.

Se um procedimento mandibular de primeira fase for efectuado quando a criança se encontra na fase de dentição mista para a deformidade tipo IIB, deve ser antecipada a necessidade de reconstrução mandibular adicional em conjunto com uma osteotomia Le Fort I e uma genioplastia osteoplástica na altura da maturidade esquelética. A ideia de efetuar uma reconstrução mandibular na primeira fase (na dentição mista) para evitar osteotomias na idade adulta é imprevisível e geralmente irrealista.

A deformidade tipo III da fossa glenoide-condilo e ramo ascendente requer a construção cirúrgica completa das partes congenitamente em falta. As osteotomias isoladas com reposicionamento imediato ou por osteodistracção de segmentos esqueléticos não serão adequadas. Quando a fossa glenoide requer construção, o mesmo acontece com o complexo zigomático. A reconstrução da fossa glenoide-zigoma e da órbita é melhor realizada numa única operação (ver secção anterior sobre a reconstrução órbito-zigomática). Alguns autores sugeriram que, através de técnicas de osteodistracção, a ausência de fossa glenoide-condilo e ramo ascendente pode ser feita.

Para a deformidade ATM-mandibular tipo III, a reconstrução mandibular de primeiro estágio com enxerto costocondral continua sendo a melhor alternativa.[63] Na operação, a mandíbula distal é reposicionada anteriormente e em direção ao lado contralateral. Uma tala acrílica interoclusal pré-fabricada é utilizada para fixar a mandíbula à maxila. Para o efeito, a mandíbula nativa é articulada a partir do côndilo contralateral "normal" ou é efectuada uma osteotomia do ramo da mandíbula contralateral para facilitar o reposicionamento preciso da mandíbula distal. Ao efetuar uma osteotomia do ramo da mandíbula contralateral, a complexidade do procedimento aumenta, mas é possível um reposicionamento mais controlado da mandíbula distal. Outros factores, incluindo a idade do paciente, a seleção de uma reconstrução única versus uma reconstrução em vários estágios e a experiência do cirurgião, influenciam o processo de tomada de decisão.

Uma vez que a mandíbula distal é reposicionada e fixada à maxila por fixação intermaxilar, a mandíbula proximal ipsilateral é reconstruída com o enxerto costocondral autógeno. A fixação do enxerto de costela à mandíbula nativa (distal) é efectuada com uma miniplaca que vai do enxerto para a frente ao longo do bordo inferior do corpo da mandíbula. A colocação e a fixação do enxerto são efectuadas através de uma incisão extra-oral (Risdon) no pescoço. Acredito que evitar incisões intra-orais na região do ramo mandibular ipsilateral durante este procedimento é importante para minimizar a incidência de infeção com perda do enxerto e/ou anquilose da ATM. A reconstrução do primeiro estágio da deformidade mandibular tipo III é geralmente realizada após a erupção do molar de 6 anos (quando a criança tem de 6 a 10 anos de idade). Os problemas de sobrecrescimento, subcrescimento e crescimento assimétrico do enxerto costocondral continuam a atormentar o cirurgião reconstrutivo, mas são menos preocupantes quando: o procedimento é efectuado numa criança que se encontra numa fase tardia da dentição mista; é deixada uma quantidade mínima de cartilagem (aproximadamente 2 mm) na superfície de articulação do enxerto; ou quando o crescimento facial está concluído.

Para além disso, haverá menos lesões nos botões dentários em desenvolvimento se se aguardar, pelo menos, até que o primeiro molar permanente tenha irrompido antes de colocar o enxerto. A cirurgia ortognática final do maxilar superior, do maxilar inferior e do queixo será necessária na altura da maturidade esquelética e realizada em combinação com o tratamento ortodôntico.

O raciocínio para adiar a correção da deformidade ortognática básica até o momento da maturidade esquelética "precoce" é o mesmo que para a correção de deformidades ortognáticas em outras síndromes, reconstrução de fissura labiopalatina ou procedimentos ortognáticos mais rotineiros. As principais razões pelas quais as osteotomias mandibulares eletivas não são realizadas quando a criança está na dentição mista são para evitar lesões na dentição permanente em desenvolvimento e no(s) nervo(s) alveolar(es) inferior(es); para evitar cicatrizes esqueléticas e de tecidos moles, que podem limitar a função global final a longo prazo e o resultado estético que se pode obter; para evitar quaisquer complicações perioperatórias associadas a uma indução adicional de anestesia geral e à criação de feridas faciais; para limitar potenciais dificuldades de cooperação do paciente no pós-operatório, para minimizar as memórias psicossociais negativas que podem ocorrer quando o procedimento é realizado na infância; e para evitar a deformação iatrogénica da mandíbula, que contribuiria para a dismorfologia mandibular global. Além disso, o alinhamento ortodôntico dos dentes realizado quando a criança está na fase da dentição mista não refletiria a eventual oclusão da dentição permanente.

Os pacientes com microssomia hemifacial que apresentam um grau significativo de deformidades verticais, horizontais e transversais da maxila necessitam de uma osteotomia Le Fort I. O plano oclusal beneficia geralmente de um nivelamento cirúrgico, para igualar a linha interpupilar, e de uma rotação, para alinhar a linha média dentária maxilar com a linha média facial. A intrusão assimétrica da maxila anterior é geralmente necessária para estabelecer uma relação mais normal entre o lábio superior e o dente durante o sorriso e em repouso; pode também permitir uma inclinação mais ideal dos incisivos. A maxila posterior pode requerer extrusão ou permanecer numa posição relativamente neutra no lado ipsilateral, dependendo da extensão da rotação no sentido anti-horário necessária para alcançar um avanço horizontal adequado da mandíbula e do queixo e para normalizar as alturas faciais anterior e posterior. As osteotomias seguras e eficazes (electivas) no maxilar superior e no mento realizadas quando a criança se encontra na fase de dentição mista não são possíveis devido à localização dos dentes em desenvolvimento e ao potencial para induzir restrições de crescimento.

A esperada normalização tridimensional da maxila congenitamente hipoplásica da microssomia hemifacial (que não a deformidade do tipo I) por meios ortopédicos (ortodônticos) usando aparelhos funcionais com a criança na fase da dentição mista (idade entre 6 e 14 anos) só ocasionalmente foi realizada, ALIS-130

Em revisão, para as deformidades mandibulares do tipo I, IIA e IIB, as osteotomias intrabucais sagitais bilaterais do tipo "split-ramus" com reconstrução imediata são o procedimento que eu prefiro, pois permite a máxima versatilidade para um avanço horizontal efetivo, alongamento posterior (vertical) e alteração transversal da mandíbula (Figs. 20-7 a 20-11). A estabilização em cada local da osteotomia do ramo é efectuada com parafusos bicorticais ou mini-placas e parafusos. Para a mandíbula tipo IIB, a interposição de enxerto de osso ilíaco corticocancelo autógeno no local da osteotomia pode ser benéfica. A fixação com parafusos bicorticais do local da osteotomia do ramo é efectuada com a utilização de um sistema de trocarte transfacial. No caso do ramo ascendente do côndilo construído com enxerto de costela do tipo III (efectuado numa primeira fase), é efectuada (mais tarde) uma osteotomia sagital do ramo ipsilateral e contralateral. O paciente com microssomia hemifacial também necessitará de uma osteotomia do mento com alterações verticais, transversais e horizontais. A estabilização da osteotomia do mento é efectuada com microplacas e parafusos. Não considero que as osteotomias maxilares combinadas de nível superior (ou seja, Le Fort III mais Le Fort 1) ou outras formas de osteotomia do ramo mandibular ("C" ou "L" invertido) sejam estética ou tecnicamente vantajosas.

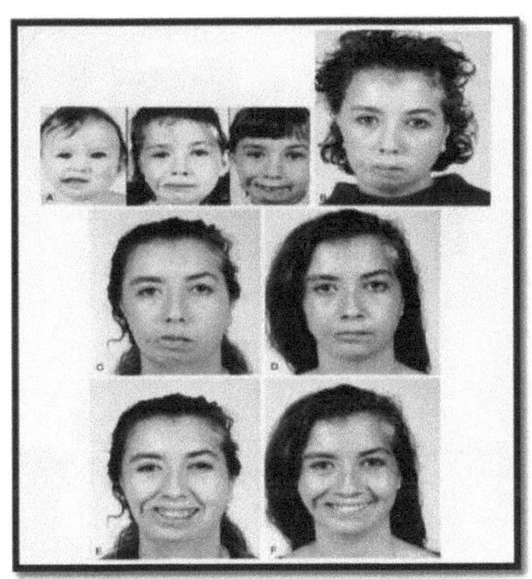

FIGURA 5-6. Uma criança nascida com microssomia hemifacial (mandíbula tipo IIB) e acompanhada longitudinalmente sem intervenção terapêutica até à maturidade esquelética. A assimetria facial não apresentou progressão. O paciente era respirador bucal e desenvolveu um grau de excesso vertical da maxila. Há uma rotação do plano oclusal no sentido horário com um perfil mandibular retrognático. O queixo é verticalmente longo e retrusivo. Foi submetida a tratamento ortodôntico e cirurgia ortognática, incluindo osteotomia Le Fort I da maxila (intrusão vertical, correção de canting e assimetria); osteotomias sagitais bilaterais da mandíbula (correção de assimetria e avanço horizontal) e genioplastia osteoplástica (redução vertical e avanço horizontal). A estabilização foi efectuada com parafusos bicorticais e miniplacas e parafusos. A, Vistas frontais aos 6 meses, 6 anos e 8 anos. B, Vista frontal aos 12 anos de idade. C. Vista frontal em repouso antes da cirurgia. D, Vista frontal em repouso após a reconstrução. E, Vista frontal com sorriso

antes da cirurgia. F. Vista frontal com sorriso após a reconstrução.

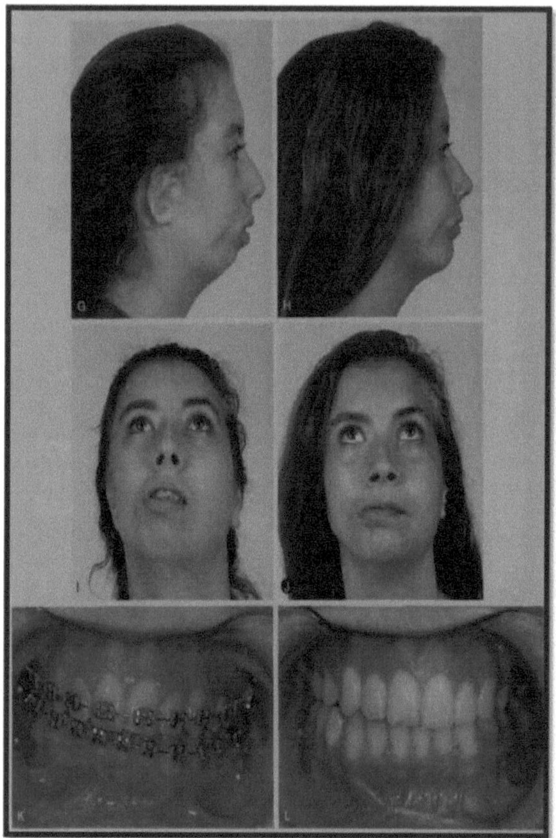

FIGURA 5-6 Continuação. G, Vista de perfil antes da cirurgia. H, Vista de perfil após a reconstrução. I, Vista do olho do verme antes da cirurgia. J. Vista do olho do verme após a reconstrução. K. Vista oclusal antes da cirurgia. L. Vista oclusal após a reconstrução.

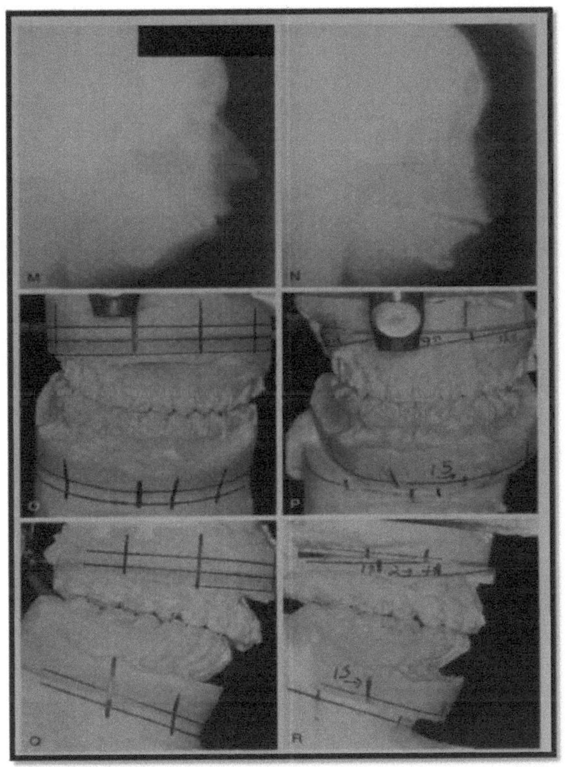

FIGURA 5-6 Continuação. M, Radiografia cefalométrica lateral antes da cirurgia. N. Radiografia cefalométrica lateral após a reconstrução. O, Vista frontal dos moldes dentários articulados antes da cirurgia. P, Vista frontal dos moldes dentários articulados após a cirurgia de modelação. Q. Vista lateral dos moldes dentários articulados antes da cirurgia. R, Vista lateral dos moldes dentários articulados após a cirurgia de modelo. (De Posnick JC: Microssomia hemifacial: Avaliação e estadiamento da reconstrução. J Oral Maxillofac Surg 56:646, 1998).

8. SÍNDROME DO AGLUTINANTE

Técnicas cirúrgicas e ortodônticas

Todos os pacientes foram submetidos a uma abordagem reconstrutiva, incluindo tratamento ortodôntico, cirurgia ortognática e reconstrução nasal.

Na avaliação inicial, todos os pacientes do estudo foram considerados como tendo osso alveolar inadequado para manter o complemento total dos dentes maxilares. Em todos os pacientes, foi necessária a extração dos primeiros dentes bicúspides superiores para estabelecer uma inclinação normal dos incisivos. O principal objetivo ortodôntico foi estabelecer uma forma de arco dentoalveolar normal.

Todos os pacientes foram submetidos a uma osteotomia Le Fort I padrão de uma peça. A osteotomia maxilar horizontal estendeu-se através do contraforte zigomático (abaixo da eminência malar) e anteriormente através da abertura piriforme hipoplásica. Todos os enxertos ósseos para o maxilar superior (cinco de sete pacientes) foram de osso ilíaco corticocancelo autógeno. Uma vez colocadas as miniplacas para estabilizar a osteotomia (parafusos de titânio auto-roscantes colocados sem compressão), os enxertos foram encaixados entre o contraforte zigomático e a abertura piriforme de cada lado. Um enxerto adicional de osso corticocancelo foi confeccionado para reconstruir a área de hipoplasia da pré-maxila. Todos os enxertos corticocanelares foram fixados com miniplacas ou microplacas e parafusos. As osteotomias mandibulares simultâneas foram realizadas em três dos sete pacientes como osteotomias de divisão sagital, que foram então estabilizadas com parafusos bicorticais (auto-roscantes) colocados através de um trocarte trans- vestibular. A maioria dos pacientes (seis de sete pacientes) foi submetida a uma osteotomia oblíqua do mento com avanço horizontal e graus variados de encurtamento vertical.

Foi utilizada uma tala oclusal pré-fabricada no intra-operatório para facilitar a colocação da mandíbula. A tala final foi ligada ao fio da arcada maxilar. A fixação maxilomandibular também foi aplicada durante 2 a 6 semanas (já não considero vantajoso utilizar a fixação maxilomandibular). Os pacientes permaneceram com uma dieta suave durante este período.

Seis dos sete pacientes foram submetidos a enxerto autógeno no nariz (enxertos costocondrais, quatro pacientes; cranianos, um paciente; e ilíacos, um paciente). Um paciente foi submetido à retirada do enxerto e colocação através de uma incisão coronal. Os demais (cinco de seis pacientes) foram submetidos à colocação através de técnica de rinoplastia aberta (incisão na columela para divisão da pele). Apenas um dos sete pacientes foi submetido à cirurgia ortognática e reconstrução nasal simultâneas.

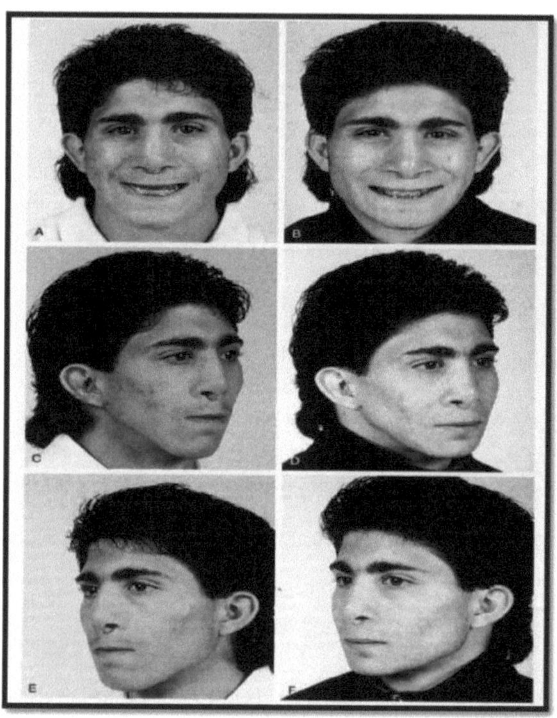

FIGURA 5-7. Um rapaz de 17 anos, com síndrome de Binder. Tinha sido submetido a uma rinoplastia por outro cirurgião. Uma vez encaminhado para o autor, foi submetido a tratamento ortodôntico (extracções do primeiro pré-molar maxilar) e a cirurgia ortognática, incluindo uma osteotomia Le Fort I (avanço horizontal e correção do acantonamento), osteotomias sagitais bilaterais da mandíbula (correção da assimetria) e uma genioplastia osteoplástica (redução vertical e avanço horizontal). A, Vista frontal com sorriso antes da cirurgia. B. Vista frontal com sorriso após a reconstrução. C. Vista facial oblíqua direita antes da cirurgia. D. Vista facial oblíqua direita após a reconstrução. E, Vista facial oblíqua esquerda antes da cirurgia. F,

108

Oblíquo esquerdo vista facial após a reconstrução.

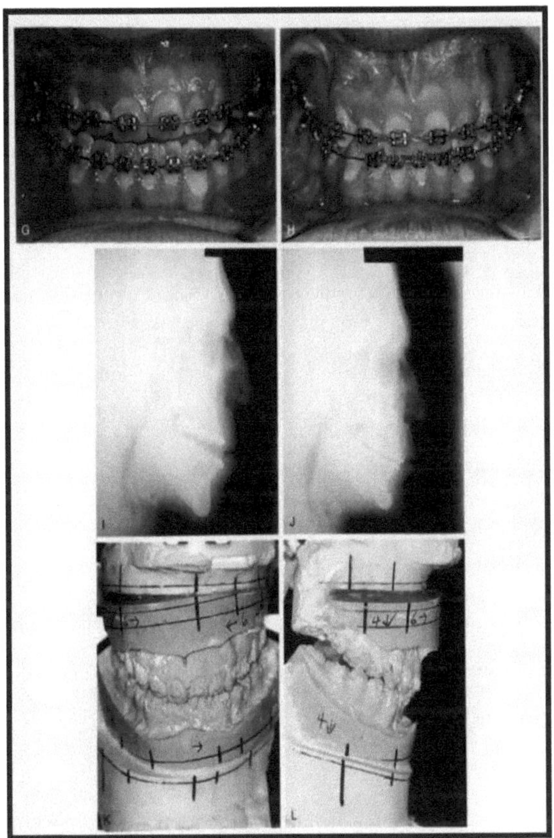

FIGURA 5-7 Continuação. G, Vista oclusal antes da cirurgia. H, Vista oclusal após a reconstrução. I, Radiografia cefalométrica lateral antes da cirurgia. J, Radiografia cefalométrica lateral após a reconstrução. K e L. Moldes dentários articulados (vistas frontal e lateral) após a cirurgia do modelo.

GESTÃO PÓS-OPERATÓRIA

1. Monitorização pós-operatória

A. Sinais vitais e avaliação geral

- Monitorizar atentamente os sinais vitais durante as primeiras 24-48 horas.

- Avaliar os sinais de dificuldade respiratória, especialmente nas síndromes que afectam a anatomia das vias respiratórias.

B. Inspeção de feridas

- Inspecionar os locais de cirurgia para detetar sinais de infeção (vermelhidão, inchaço, corrimento).

- Assegurar que as incisões estão limpas e intactas, sem deiscência.

C. Estado nutricional

- Avaliar a ingestão nutricional e o estado de hidratação. Muitos doentes sindrómicos podem ter dificuldades de alimentação.

- Considerar a utilização de nutrição entérica ou suplementos nutricionais se a ingestão oral for inadequada.

2. Controlo da dor

A. Analgésicos

- Administrar analgésicos adequados, tendo em conta quaisquer condições pré-existentes que afectem a perceção da dor ou o metabolismo da medicação.

- Evitar os AINEs em doenças como a osteogénese imperfeita, exceto se forem considerados seguros.

B. Técnicas não-farmacológicas

- Utilize técnicas de distração, compressas de gelo e métodos de relaxamento para gerir a dor e a ansiedade.

3. Gestão das vias aéreas

- Assegurar que a via aérea está desobstruída e avaliar potenciais obstruções, especialmente em doentes com síndromes que possam causar macroglossia ou outras variações anatómicas.
- Utilize oxigénio suplementar, se necessário, e monitorize cuidadosamente a saturação de oxigénio.

4. Higiene oral

- Instruir os prestadores de cuidados de saúde sobre técnicas de higiene oral suaves para manter a limpeza sem perturbar as zonas cirúrgicas.
- Utilizar bochechos com clorexidina para reduzir o risco de infeção, se necessário.

5. Reabilitação física

- A mobilização precoce é importante para evitar complicações como a trombose venosa profunda.
- Consultar a fisioterapia para os doentes com problemas de mobilidade ou fraqueza muscular, comuns em várias doenças sindrómicas.

6. Terapia da fala e da deglutição

- Avaliar a fala e a deglutição no pós-operatório, especialmente se a cirurgia afetar as estruturas orais e faríngeas.
- Encaminhar para um patologista da fala para avaliação e terapia, se necessário.

7. Acompanhamento e cuidados a longo prazo

A. Consultas regulares de acompanhamento

- Agendar visitas de acompanhamento frequentes para monitorizar a cicatrização e a função.

- Coordenar os cuidados com ortodontistas e outros especialistas envolvidos no tratamento do paciente.

B. Apoio psicossocial

- Proporcionar acesso a serviços de aconselhamento para ajudar os doentes e as suas famílias a lidar com os aspectos psicológicos da cirurgia e da recuperação.

D. Educação familiar

- Informar as famílias sobre os cuidados pós-operatórios, potenciais complicações e sinais a observar que justifiquem atenção médica imediata.

8. Gestão de complicações

A. Infeção

- Estar atento a sinais de infeção. Tratar com antibióticos adequados, se necessário.

B. Hemorragia

- Monitorizar a hemorragia excessiva. Avaliar os níveis de hemoglobina e considerar uma transfusão de sangue, se necessário.

C. Não união ou má oclusão

- Avaliar sinais de não união ou má oclusão nas consultas de acompanhamento. Pode ser necessária uma intervenção precoce.

A gestão pós-operatória de doentes sindrómicos após cirurgia ortognática requer uma abordagem multidisciplinar que responda às suas necessidades específicas. Ao implementar uma monitorização minuciosa, um controlo eficaz da dor e estratégias de reabilitação adaptadas, os prestadores de cuidados de saúde podem melhorar a recuperação e os resultados globais destes doentes. O acompanhamento regular e a comunicação com o doente e a sua família são vitais para assegurar uma transição bem sucedida para a vida pós-operatória.

COMPLICAÇÕES

Factores que influenciam as complicações:

Vários factores podem influenciar a ocorrência e a gravidade das complicações na cirurgia ortognática, incluindo factores relacionados com o paciente (por exemplo, idade, saúde sistémica, tabagismo), técnica cirúrgica, experiência do cirurgião e protocolos de cuidados pós-operatórios. A compreensão destes factores é crucial para mitigar os riscos e otimizar os resultados cirúrgicos.

Desafios anestésicos

- Gestão difícil das vias aéreas devido a anomalias craniofaciais.
- Risco de exacerbação da apneia obstrutiva do sono.

Complicações intra-operatórias:

As complicações intra-operatórias estão frequentemente relacionadas com uma técnica deficiente ou com a falta de experiência do cirurgião. Por vezes, pode ser a anatomia difícil do local da cirurgia ou dificuldades decorrentes da gestão anestésica do doente que podem levar a tempos de operação mais longos do que o previsto. As complicações intra-operatórias podem surgir durante o procedimento cirúrgico e podem incluir lesões nervosas, lesões vasculares, lesões dos tecidos moles, complicações anestésicas e complicações relacionadas com a técnica cirúrgica.

Estas complicações podem resultar de um planeamento cirúrgico inadequado, de erros técnicos ou de variações anatómicas.

Complicações pós-operatórias imediatas:

As complicações pós-operatórias imediatas ocorrem nos primeiros dias após a cirurgia e podem incluir hemorragia, edema e inchaço, dor e desconforto, infeção, má oclusão e obstrução das vias respiratórias. Estas complicações podem afetar o conforto do doente, a cicatrização da ferida e os resultados funcionais.

Complicações a longo prazo:

As complicações a longo prazo podem manifestar-se semanas, meses ou mesmo anos após a cirurgia e podem incluir recidiva da má oclusão, distúrbios da articulação temporomandibular, alterações esqueléticas e dentárias, insatisfação estética e impacto psicológico. Essas complicações podem surgir devido a fatores como estabilização inadequada, cicatrização imprópria ou instabilidade esquelética subjacente[63,64].

Problemas neurológicos

- Maior risco de lesões nervosas devido a uma anatomia atípica.
- Défices sensoriais prolongados ou permanentes.

Preocupações com o esqueleto e os tecidos moles

- Recaída devido a estabilidade ou qualidade óssea insuficiente.
- Desafios na obtenção da simetria facial.

Impacto psicossocial

- Expectativas elevadas dos doentes e da família que levam à insatisfação com os resultados.
- A recuperação prolongada afecta a qualidade de vida.

Estratégias de gestão

- Planeamento pré-operatório utilizando imagens 3D e simulação.

- Abordagem multidisciplinar (envolvendo cirurgiões, anestesistas, geneticistas e psicólogos).

- Técnicas de fixação avançadas e osteogénese de distração para estabilidade.

<u>CONCLUSÃO</u>

A cirurgia ortognática desempenha um papel crucial na gestão abrangente dos pacientes sindrómicos, abordando não só as preocupações estéticas, mas também as deficiências funcionais associadas às anomalias craniofaciais. As condições sindrómicas, como a fenda labial e palatina, a síndrome de Apert e a síndrome de Treacher Collins, envolvem frequentemente apresentações complexas que necessitam de uma abordagem multidisciplinar ao tratamento.

Pontos-chave

1. **Melhoria Funcional**: Um dos principais objectivos da cirurgia ortognática em doentes sindrómicos é melhorar a oclusão, a função das vias respiratórias e a fala. A intervenção cirúrgica pode aliviar a apneia obstrutiva do sono e melhorar a função oral, levando a uma melhor qualidade de vida.

2. **Resultados estéticos**: Para além dos benefícios funcionais, a cirurgia ortognática pode melhorar significativamente a estética facial. Um perfil facial bem equilibrado não só aumenta a autoestima como também ajuda à integração social, o que é particularmente importante para os indivíduos sindrómicos que podem enfrentar a estigmatização.

3. **Calendário e planeamento**: O planeamento cuidadoso e a calendarização das intervenções cirúrgicas são essenciais. A intervenção precoce pode ser benéfica, especialmente em doentes sindrómicos que podem ter deformidades esqueléticas em crescimento. Muitas vezes, é necessária uma abordagem faseada, que permita o crescimento e o desenvolvimento, ao

mesmo tempo que se resolvem os problemas funcionais imediatos.

4. **Abordagem Multidisciplinar**: Os resultados bem sucedidos dependem da colaboração entre vários especialistas, incluindo ortodontistas, cirurgiões orais , terapeutas da fala e psicólogos. Esta abordagem de equipa assegura cuidados abrangentes, abordando tanto os aspectos físicos como psicossociais da saúde do paciente.

5. **Acompanhamento a longo prazo**: O acompanhamento contínuo após a cirurgia é vital para avaliar a estabilidade dos resultados cirúrgicos e para gerir quaisquer complicações ou problemas secundários que possam surgir. Isto inclui um acompanhamento ortodôntico regular e avaliações dos resultados funcionais.

6. **Considerações psicossociais**: O impacto psicológico das condições sindrómicas pode ser profundo. A cirurgia ortognática não visa apenas a correção de deformidades físicas, mas também aborda os aspectos de saúde mental, melhorando a autoimagem do doente e as interações sociais.

7. **Complicações e riscos**: Como em qualquer procedimento cirúrgico, existem riscos inerentes e potenciais complicações, particularmente em pacientes com condições sindrómicas que podem ter desafios anatómicos únicos. Uma avaliação cuidadosa e planos de tratamento individualizados são fundamentais para minimizar estes riscos.

A cirurgia ortognática em pacientes sindrómicos é uma intervenção transformadora que pode levar a melhorias significativas tanto a nível funcional como estético. Ao dar resposta às necessidades multifacetadas destes doentes através de uma abordagem coordenada e ponderada, os prestadores de cuidados de saúde podem melhorar a qualidade de vida e promover uma maior inclusão social. O compromisso contínuo com a investigação e a inovação em técnicas cirúrgicas e cuidados pós-operatórios irá otimizar ainda mais os resultados para esta população única de doentes, garantindo que recebem os melhores cuidados possíveis ao longo das suas vidas.

REFERÊNCIAS

1. Fonseca RJ. Cirurgia oral e maxilofacial, trauma. Philadelphia: WB Saunders; 2000

2. Ilizarov GA. Os princípios do método de Ilizarov. Bull Hosp Jt Dis Orthop Inst. 1988 primavera;48(1):1-11.

3. Ilizarov GA. O efeito da tensão-esforço na génese e crescimento dos tecidos: Parte I. A influência da estabilidade da fixação e da preservação dos tecidos moles. Ortopedia Clínica e Investigação Relacionada (1976-2007). 1989 Jan 1;238:249-81.

4. McCarthy JG, Schreiber J, Karp N, Thorne CH, Grayson BH. Alongamento da mandíbula humana por distração gradual. Plastic and reconstructive surgery. 1992 Jan 1;89(1):1-8.

5. Wilkie AO, Slaney SF, Oldridge M, Poole MD et al. A síndrome de Apert resulta de mutações localizadas do FGFR2 e é alélica à síndrome de Crouzon. Nat Genet, 9(2): 165-72, Fev, 1995.

6. Al-Qattan MM, Phillips JH: Caraterísticas clínicas de doentes com síndrome de Crouzon com e sem história familiar positiva de síndrome de Crouzon. J Craniofac Surg 8:11, 1997.

7. Cohen MM Jr: Uma etiologia e visão nosológica das síndromes de craniossinostose. Birth Defects 11:137, 1975.

8. Cohen MM Jr.: Genetic perspectives on craniosynostosis and syndromes with craniosynostosis. J Neurosurg 47:886, 1977.

9. Cohen MM Jr. Craniossinostose e síndromes com craniossinostose: Incidência,

genética, penetrância, variabilidade e atualização de novas síndromes (original article series). Birth Defects 15(5B): 13, 1979.

10. Campbell JW. Albright AL, Losken HW, et al: Hiper-tensão intracraniana após descompressão da abóbada craniana para Craniossinostose. Pediatr Neurosurg 22:270, 1 995.

11. Bull M, Escobar V, Bixler D, et al: Definição do fenótipo e risco de recorrência nas síndromes de acrocefalossindactilia. Birth Defects 15:65, 1979.

12. Campis LB: Crianças com síndrome de Apert: Considerações sobre desenvolvimento e psicologia. Clin Plast Surg 18:409, 1991.

13. Varoli FP, Santos KC, Costa C, Oliveira JX. Síndrome de Apert: caraterísticas clínicas e radiográficas e relato de caso. Revista Odonto Ciência. 2011;26:96-9.

14. Cohen Jr MM, Kreiborg S. Um estudo clínico das caraterísticas craniofaciais na síndrome de Apert. Revista internacional de cirurgia oral e maxilofacial. 1996 Feb 1;25(1):45-53.

15. Koca TT. Síndrome de Apert: relato de um caso e revisão da literatura. Clínicas do Norte de Istambul. 2016;3(2):135.

16. Moore MH, Cantrell SB, Trott JA, David DJ. Síndrome de Pfeiffer: uma revisão clínica. The Cleft palate-craniofacial journal. 1995 Jan;32(1):62-70.

17. Vogels A, Fryns JP. Síndrome de Pfeiffer. Revista Orphanet de doenças raras. 2006 Dec;1:1-3.

18. Kalathia MB, Parikh YN, Dhami MD, Hapani PT. Síndrome de Pfeiffer. Jornal de Neurociências Pediátricas. 2014 Jan 1;9(1):85-6.

19. Greig AV, Wagner J, Warren SM, Grayson B, McCarthy JG. Síndrome de

Pfeiffer: análise de uma série clínica e desenvolvimento de uma classificação sistema. Journal of Craniofacial Surgery. 2013 Jan 1;24(1):204-15.

20. Rasmussen SA, Frias JL: Expressão ligeira da síndrome de Pfeiffer. Clin Genet 33:5, 1988.

21. Kroczek RA, Mühlbauer W. Zimmerman I: Crânio em folha de trevo associado à síndrome de Pfeiffer: Pathology and management. Eur J Pediatr 145:442, 1986.

22. Williamson-Kruse L. Biesecker LG: Síndrome cardiocraniana de Pfeiffer tipo I: Um terceiro relato de caso. J Med Genet 32:901, 1995.

23. Holtermüller K, Wiedemann HR: Síndroma de Kleeblattschadel. Med Monatschr 14:439, 1960.

24. Saal HM, Bulas DI, Allen JF, Vezina LG, Walton D, Rosenbaum KN. Paciente com craniossinostose e fenótipo marfanóide (síndrome de Shprintzen-Goldberg) e crânio em folha de trevo. Revista americana de genética médica. 1995 Jul 17;57(4):573-8.

25. Machado G, Di Rocco F, Sainte-Rose C, Meyer P, Marchac D, Macquet-Nouvion G, Arnaud E, Renier D. Cloverleaf skull deformity and hydrocephalus. Sistema Nervoso da Criança. 2011 Oct;27:1683-91.

26. Rohatgi M. Cloverleaf skull-a severe form of Crouzon's syndrome: a new concept in aetiology. Ata neurochirurgica. 1991 Mar;108:45-52.

27. Zuleta A, Basauri L. Síndrome do crânio em folha de trevo. Pediatric Neurosurgery. 1984 Mar 4;11(6):418-27.

28. Posnick JC: Disostose craniofacial: Gestão da deformidade do terço médio da face. Em WH Bell (ed): Orthognathic and Reconstructive Sur- gery.

Philadelphia, WB Saunders, 1992, pp 1889-1931.

29. Posnick JC: Disostose craniofacial: Estadiamento da reconstrução e gestão da deformidade do terço médio da face. Neurosurg Clin North Am 2:683, 1991.

30. Posnick JC: As Síndromes de Disostose Craniofacial: Estratégias actuais de reconstrução. Clin Plast Surg 21:585, 1994

31. Trainor PA, Dixon J, Dixon MJ. Treacher Collins syndrome: etiology, pathogenesis and prevention (Síndrome de Treacher Collins: etiologia, patogénese e prevenção). Jornal Europeu de Genética Humana. 2009 Mar;17(3):275-83.

32. Dixon MJ. Síndrome de Treacher Collins. Genética molecular humana. 1996 Sep 1;5(Supplement_1):1391-3.

33. Dixon J, Trainor P, Dixon MJ. Síndrome de Treacher Collins. Orthodontics & craniofacial research. 2007 maio;10(2):88-95.

34. Chang CC, Steinbacher DM. Síndrome de Treacher Collins. In Seminários em cirurgia plástica 2012 maio (Vol. 26, No. 02, pp. 083-090). Thieme Medical Publishers.

35. Poswillo D. A patogénese da síndrome de Treacher Collins (disostose mandibulofacial). Jornal Britânico de Cirurgia Oral. 1975 Jul 1;13(1):1-26.

36. Posnick JC, Ruiz RL. Síndrome de Treacher Collins: avaliação atual, tratamento e direcções futuras. The Cleft palate-craniofacial journal. 2000 Sep;37(5):1- 22.

37. David DJ, Mahatumarat C, Cooter RD: Microssomia hemifacial: Uma classificação multissistémica. Plast Reconstr Surg 80:525, 1987.

38. Figueroa AA, Friede H: Craniovertebral malformations in hemita- cial microsomia. J Craniofac Genet Dev Biol Suppl 1:167, 1985.

39. Gorlin RJ, Jue KL, Jacobsen U, et al: Displasia oculoauriculovertebral. J Pediatr 63:991, 1963.

40. Allam KA. Microssomia hemifacial: caraterísticas clínicas e anomalias associadas. Jornal de Cirurgia Craniofacial. 2021 Jun 1;32(4):1483-6.

41. Gougoutas AJ, Singh DJ, Low DW, Bartlett SP. Microssomia hemifacial: caraterísticas clínicas e representações pictográficas do sistema de classificação OMENS. Plastic and reconstructive surgery. 2007 Dec 1;120(7):112e-20e.

42. Luo S, Sun H, Bian Q, Liu Z, Wang X. A etiologia, as caraterísticas clínicas e as opções de tratamento da microssomia hemifacial. Oral Diseases. 2023 Sep;29(6):2449-62.

43. Chummun S, McLean NR, Nugent M, Anderson PJ, David DJ. Síndrome de Binder. Jornal de Cirurgia Craniofacial. 2012 Jul 1;23(4):986-90.

44. Keppler-Noreuil KM, Wenzel TJ. Fenótipo de Binder: achados associados e mecanismos etiológicos. Jornal de Cirurgia Craniofacial. 2010 Sep 1;21(5):1339- 4 5.

45. Bu BH. Kaban LB, Vargervik K: Efeito da osteotomia Le Fort III no crescimento mandibular em pacientes com síndrome de Crouzon e Apert. J Oral Maxillofac Surg 47:666, 1989.

46. Chin M. Toth BA: Avanço Le Fort III com distração gradual utilizando dispositivos internos. Plast Reconstr Surg 100:819, 1997.

47. David DJ, Sheen R: Correção cirúrgica da síndrome de Crouzon. Plast

Reconstr Surg 85:344, 1990.

48. Posnick JC, Lin KY, Jhawar BJ, et al: Síndrome de Apert: Quantita- assessment in presenting deformity and surgical results after first-stage reconstruction by CT scan. Plast Reconstr Surg 93:489, 1994.

49. Tessier P: Osteotomias totais da face: Syndrome de Crouzon, syndrome D'Apert: Oxycephalies, scaphocephalies, turricephalies. Ann Chir Plast 12:273, 1967.

50. Pope AW, Ward J: Self-perceived facial appearance and psychoso cial adjustment in preadolescents with craniofacial anomalies (Aparência facial auto-percebida e ajustamento psicossocial em pré-adolescentes com anomalias craniofaciais). Cleft Palate Craniofac J 34:396, 1997.

51. P Bachmayer DI. Ross RB, Munro IR: Crescimento maxilar após cirurgia de avanço Le Fort III nas síndromes de Crouzon, Apert e Pfeiffer. Am J Orthod Dentofacial Orthop 90:420, 1986.

52. Chin M. Toth BA: Avanço Le Fort III com distração gradual utilizando dispositivos internos. Plast Reconstr Surg 100:819, 1997.

53. Mulliken JB, Godwin SL, Pracharktam N, et al: O conceito da relação sagital orbital-globo na cirurgia craniofacial. Plast Reconstr Surg 97:700, 1 996.

54. Posnick JC: Disostose craniofacial: Estadiamento da reconstrução e gestão da deformidade do terço médio da face. Neurosurg Clin North Am 2:683, 1991.

55. Ellis E III, Carlson DS: Comparação histológica das articulações costocondral, esternoclavicular e temporomandibular durante o crescimento em Macaca mulatta. J Oral Maxillofac Surg 44:312, 1986.

56. Roth DA, Gosain AK, McCarthy JG, et al: Uma técnica de tomografia computorizada para avaliação volumétrica quantitativa da mandíbula após destração osteogénese. Plast Reconstr Surg 99:1237, 1997.

57. Kreiborg S. Dahl E: The cranial base and face in mandibulofacial dysostosis. Am J Med Genet 47:753, 1993.

58. Sengezer M: Alongamento mandibular por distração gradual (let- ter). Plast Reconstr Surg 92:372, 1993.

59. Vargervik K. Ousterhout DK, Farias M: Factores que afectam os resultados a longo prazo na microssomia hemifacial. Cleft Palate J 23(suppl 1):53, 1986.

60. Figueroa AA, Pruzansky S: O ouvido externo, a mandíbula e outros componentes da microssomia hemifacial. J Maxillofac Surg 10:200, 1982.

61. Padwa BL, Evans CA, Pillemer FC: Ajustamento psicossocial em crianças com microssomia hemifacial e outras deformidades craniofaciais. Cleft Palate Craniofac J 28:354, 1991.

62. Kaban LB. Moses MH, Mulliken JB: Correção da microssomia hemifacial na criança em crescimento: Um estudo de acompanhamento. Cleft Palate J23(suppl 1):50, 1986.

63. Choung PH, Nam IW, Kim KS: Enxertos ósseos cranianos vascularizados para reconstrução mandibular e maxilar: O retalho osteofacial parietal. J Craniomaxillofac Surg 19:85, 1989.

64. Ferneini EM, Castiglione CL, Banki M. Complicações em cirurgia estética maxilofacial. Cham: Springer International Publishing. 2018.

65. Kim YK. Complicações associadas à cirurgia ortognática. Jornal da

Associação Coreana de Cirurgiões Orais e Maxilofaciais. 2017 Feb;43(1):3-15.

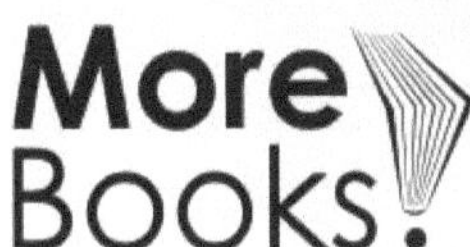

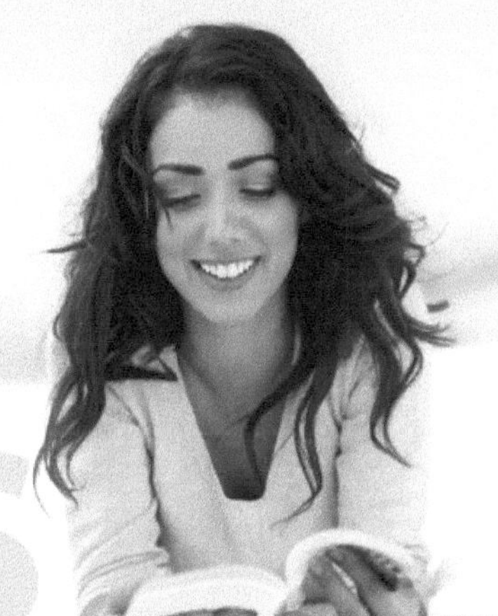

yes **I want** morebooks!

Buy your books fast and straightforward online - at one of world's fastest growing online book stores! Environmentally sound due to Print-on-Demand technologies.

Buy your books online at
www.morebooks.shop

Compre os seus livros mais rápido e diretamente na internet, em uma das livrarias on-line com o maior crescimento no mundo! Produção que protege o meio ambiente através das tecnologias de impressão sob demanda.

Compre os seus livros on-line em
www.morebooks.shop

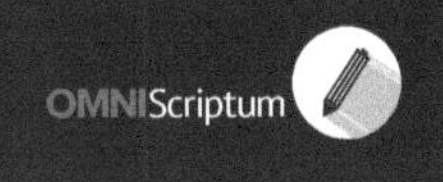

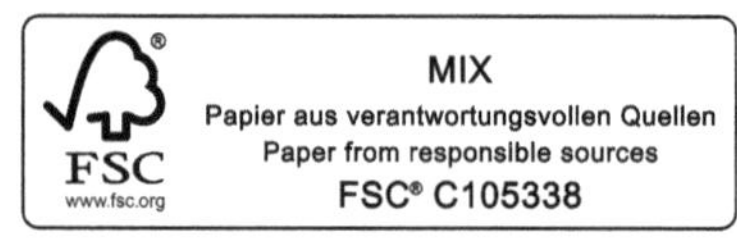FSC
www.fsc.org
MIX
Papier aus verantwortungsvollen Quellen
Paper from responsible sources
FSC® C105338

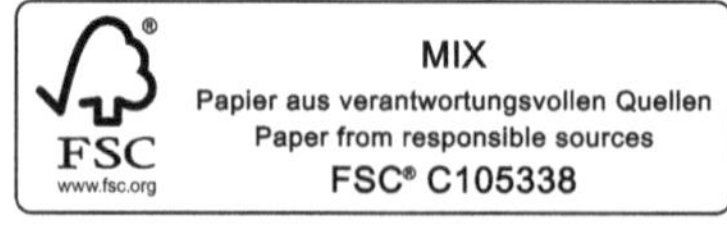

Printed by Books on Demand GmbH, Norderstedt / Germany